T0219713

METODOLOGIE RIABILITATIVE IN LOGOPEDIA • VOL. 5

Collana a cura di
Carlo Caltagirone
Carmela Razzano
Fondazione Santa Lucia, IRCCS, Roma

Springer

Milano
Berlin
Heidelberg
New York
Barcelona
Hong Kong
London
Paris
Singapore
Tokyo

Maurizio Sabbadini
Francesca Galloni

La scala di valutazione cognitiva
LEITER-R

Aspetti generali, interpretazione
e modalità di somministrazione

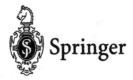

Springer

MAURIZIO SABBADINI
Neurologo
Ospedale Pediatrico Bambino Gesù - IRCCS
Divisione di Neuroriabilitazione Pediatrica - Sede Palidoro (Roma)
e Docente Corso D.U. in Logopedia
Università Tor Vergata - Fondazione Santa Lucia - IRCCS, Roma

FRANCESCA GALLONI
Psicologa
Ricercatrice c/o
Ospedale Pediatrico Bambino Gesù - IRCCS
Divisione di Neuroriabilitazione Pediatrica - Sede Palidoro (Roma)

Illustrazioni del libro realizzate da Paolo Bellotti

Springer-Verlag Italia
una società del gruppo BertelsmannSpringer Science+Business Media GmbH

http://www.springer.it

© Springer-Verlag Italia, Milano 2002

ISBN 978-88-470-0179-4

Progetto grafico della copertina: Simona Colombo
Fotocomposizione e stampa: Copy Card Center S.r.l. (Milano)

SPIN: 10860119

Prefazione alla collana

Nell'ultimo decennio gli operatori della riabilitazione cognitiva hanno potuto constatare come l'intensificarsi degli studi e delle attività di ricerca abbiano portato a nuove ed importanti acquisizioni. Ciò ha offerto la possibilità di adottare tecniche riabilitative sempre più efficaci, idonee e mirate.

L'idea di questa collana è nata dalla constatazione che, nella massa di testi che si sono scritti sulla materia, raramente sono stati pubblicati testi con il taglio del "manuale": chiare indicazioni, facile consultazione ed anche un contributo nella fase di pianificazione del progetto e nella realizzazione del programma riabilitativo.

La collana che qui presentiamo nasce con l'ambizione di rispondere a queste esigenze ed è diretta specificamente agli operatori logopedisti, ma si rivolge naturalmente a tutte le figure professionali componenti l'equipe riabilitativa: neurologi, neuropsicologi, psicologi, foniatri, fisioterapisti, insegnanti, ecc.

La spinta decisiva a realizzare questa collana è venuta dalla pluriennale esperienza didattica nelle Scuole di Formazione del Logopedista, istituite presso la Fondazione "Santa Lucia" - IRCCS di Roma. Soltanto raramente è stato possibile indicare o fornire agli allievi libri di testo contenenti gli insegnamenti sulle materie professionali, e questo sia a livello teorico che pratico.

Tutti gli autori presenti in questa raccolta hanno all'attivo anni di impegno didattico nell'insegnamento delle metodologie riabilitative per l'età evolutiva, adulta e geriatrica. Alcuni di essi hanno offerto anche un notevole contributo nelle più recenti sperimentazioni nel campo della valutazione e del trattamento dei deficit comunicativi. Nell'aderire a questo progetto editoriale essi non pretendono di poter colmare totalmente la lacuna, ma intendono soprattutto descrivere le metodologie riabilitative da essi attualmente praticate e i contenuti teorici del loro insegnamento.

I volumi che in questa collana sono specificamente dedicati alle metodologie e che, come si è detto, vogliono essere strumento di consultazione e di lavoro, conterranno soltanto brevi cenni teorici introduttivi sull'argomento: lo spazio più ampio verrà riservato alle proposte operative, fino all'indicazione degli "esercizi" da eseguire nelle sedute di terapia.

Gli argomenti che la collana intende trattare vanno dai disturbi dell'apprendimento dell'età evolutiva, all'afasia, alle disartrie, alle aprassie, ai disturbi percettivi, ai deficit attentivi e della memoria, ai disturbi comportamentali delle sindromi postcomatose, alle patologie foniatriche, alle ipoacusie, alla balbuzie, ai disturbi del calcolo, senza escludere la possibilità di poter trattare patologie meno frequenti (v. alcune forme di agnosia).

Anche la veste tipografica è stata ideata per rispondere agli scopi precedentemente menzionati; sono quindi previste in ogni volume illustrazioni, tabelle riassuntive, elenchi di materiale terapeutico che si alterneranno alla trattazione, in modo da semplificare la lettura e la consultazione.

Nella preparazione di questi volumi si è coltivata la speranza di essere utili anche a quella parte di pubblico interessata al problema, ma che non è costituita da operatori professionali e da specialisti.

Con ciò ci riferiamo ai familiari dei nostri pazienti e agli addetti all'assistenza che spesso fanno richiesta di poter approfondire con delle letture la conoscenza del problema, anche per poter contribuire più efficacemente alla riuscita del progetto riabilitativo.

Roma, giugno 2000
                                                    C. Caltagirone
                                                    C. Razzano
                                            Fondazione Santa Lucia
                        Istituto di Ricerca e Cura a Carattere Scientifico

Presentazione

Quando nacque l'idea di scrivere questo manuale mi sembrava scontato affidare a mio padre la sua presentazione. Questa scelta non era sicuramente dettata da una logica nepotistica. Chiunque ha conosciuto mio padre, il Prof. Sabbadini per alcuni, Giorgio per coloro che hanno condiviso con lui la tortuosa strada della neuroriabilitazione e della neuropsicologia infantile, sa bene che non era un uomo di potere, anzi sa bene che il "potere" più volte è stato per lui un ostacolo.

La scelta di affidare a Lui la presentazione di un libro che affronta la problematica della valutazione neuropsicologica, della scelta e dell'uso degli strumenti, dell'interpretazione dei risultati nasce dagli insegnamenti, dalla teoria e dalla prassi che ha seminato negli anni della sua carriera di clinico e di riabilitatore. Un'intera generazione di neuropsichiatri infantili, logopedisti, psicologi, terapisti e familiari di bambini disabili è cresciuta condividendo con lui il percorso della neuroriabilitazione e della neuropsicologia infantile in Italia (dalla chiusura delle scuole speciali, alle battaglie nell'AIAS, ai corsi di neuropsicologia, alla definizione dell'importanza dei "disturbi associati" nella P.c.i. fino alla pubblicazione del Manuale di Neuropsicologia Infantile).

Quando approdò in Italia la LEITER Originale mostrò un profondo interesse per questo strumento. Cercò attraverso l'esperienza dei differenti gruppi italiani e dei singoli operatori di comprenderne i pregi ed i difetti. A differenza di altri era interessato all'uso pratico, operativo di questo strumento come di altri strumenti neuropsicologici. Chi lo ha conosciuto sa bene che non ha mai applicato in modo rigoroso nessuno strumento di indagine neuropsicologica (dal WISC alle PM, dai test sull'agnosia visiva ai test sulle prassie). Il suo modo di vedere la neuropsicologia e la psicometria era "originale" e strettamente legato alle problematiche ed alle aspettative neuroriabilitative: il test, la prova, erano uno strumento per entrare in rapporto con il bambino, per conoscere il suo modo di operare e d'inventare strategie e soluzioni. Il test non era il punteggio che esprimeva l'adeguatezza del bambino, la sua normalità od anormalità ma i risultati delle varie prove o subtest dovevano essere considerati come indici per comprendere il bambino, le sue potenzialità, le sue strategie di compenso ed adattative. Il suo interesse era incentrato sul comprendere la natura del disturbo e le possibili strategie di compenso. Il suo motto era: "gli strumenti d'indagine sono anche gli strumenti di terapia". Spesso, infatti, ci ricordava: "il bambino nel corso della prova si modifica, apprende strategie, modifica il suo modo di operare ed è attraverso queste modificazioni che ci esprime le sue potenzialità di cambiamento". Il suo modo di operare esprimeva, quindi, non una neuropsicologia del difetto ma una neuropsicologia del cambiamento.

Questo approccio, clinico e riabilitativo, ha contagiato anche me, suo figlio, neurologo, neuropsicologo e neuroriabilitatore. Quando iniziai a lavorare con i gravi disabili motori e verbali cercando di adattare e creare strumenti che permettessero di valutarli e di comprenderne le potenzialità ricordo che fu profondamente interessato. Ciò che distingueva la mia generazione dalla sua era la possibilità di accedere all'uso degli strumenti informatici ed elettronici, di adattare i test, le differenti prove neuropsicologiche e le modalità di comunicazione al soggetto disabile.

Con questo approccio modificai le modalità di somministrazione della LEITER Originale e l'adattai alle possibilità di operare dei bambini e degli adolescenti con grave deficit neuromotorio e verbale (Sabbadini M. et al 1998[1], 2001[2]).

Allora ricordo, nonostante il suo rapporto con il computer fosse ancora conflittuale, rimase affascinato da queste esperienza.

Quando uscì la LEITER-R mi posi il problema di conoscerla e di tradurla. Ricordo che mi incentivò in questa scelta. Condivise con me questo progetto. Mi spinse ad attuarlo. Fu profondamente interessato quando presentammo nel 1999 ai Seminari dell'Ospedale Bambino Gesù di Roma la LEITER-R.

Purtroppo nel Luglio 2000 il Prof. Sabbadini, Giorgio per gli amici, ci ha lasciato. Non ebbe il tempo di scrivere questa breve prefazione. Ciò che ci lasciò fu un vuoto profondo che difficilmente potrà essere colmato. Ma in molti operatori, giovani e meno giovani, ha lasciato il "segno". Il suo modo di operare e di concepire la neuropsicologia infantile e la neuroriabilitazione, grazie ai suoi corsi, al Manuale di Neuropsicolgia Infantile, al Manuale di Neuroftalmologia infantile, è diventato un patrimonio comune. Spero che questo manuale sia utilizzato secondo questo spirito e questa "filosofia". In particolare spero che chi utilizzi la Scala LEITER-R si ponga sempre dalla parte del bambino, del disabile, del più debole. La utilizzi per comprendere il bambino e per definire un percorso neuroriabilitativo e d'apprendimento.

Roma, novembre 2001   *Maurizio Sabbadini*

---

[1] Sabbadini M, Carlesimo GA, Aucoin C, Sarti P, Caltagirone C (1998) La valutazione delle competenze cognitive del paziente con grave disabilità neuromotoria e verbale: l'esperienza di una paziente con paralisi cerebrale infantile. Neuropsicologia dell'età evolutiva 18, III-22.
[2] Sabbadini M, Bonanni R, Carlesimo GA, Caltagirone C (2001) Neuropsychological assessment of patients with severe neuromotor and verbal disabilities. Journal of Intellectual Disability Research 45, II-pp 169-179.

Prefazione

Il presente manuale rappresenta un contributo per la somministrazione e l'utilizzo clinico della Leiter International Performance Scale-Revised (LEITER-R) che è l'edizione aggiornata e revisionata della precedente versione (LEITER Originale) del 1979. Entrambe le scale sono distribuite nella versione originale dalle Organizzazioni Speciali (Firenze).

La LEITER Originale è una scala di valutazione delle capacità intellettive generali che ha avuto, in Italia, nell'ultimo decennio una notevole diffusione nell'ambito della neuropsicologia infantile. Infatti, è diventata lo strumento più affidabile e diffuso per la valutazione delle competenze cognitive dei bambini affetti da diverse patologie infantili (ritardi mentali, disturbi del linguaggio, autismo e disturbi della sfera affettivo-relazionale, traumi cranici, etc.) e per la precisazione sia della diagnosi che del programma riabilitativo. La LEITER Originale ha rappresentato un utile strumento anche nell'ambito della ricerca clinica e per la definizione di specifici protocolli neuropsicologici.

La LEITER-R, rispetto alla precedente, versione evidenzia notevoli differenze nell'organizzazione generale della scala, nella modalità di somministrazione, negli indici diagnostici ottenibili.

Nel primo capitolo evidenzieremo, sia alcune delle principali differenze ed affinità della LEITER-R con la precedente versione e con i più comuni test, utilizzati in ambito neuropsicologico, sia i suoi elementi innovativi. I successivi capitoli evidenzieranno le procedure di somministrazione della scala e le modalità di elaborazione dei dati ottenuti.

La necessità di scrivere e divulgare un manuale operativo per la somministrazione della LEITER-R nasce dalle seguenti motivazioni:

1) far conoscere ai differenti operatori (neuropsicologi, neuropsichiatri infantili, logopedisti, terapisti, psicologi), che non posseggono la nuova versione, le principali caratteristiche della scala e le sue possibili applicazioni;

2) far conoscere questo strumento di valutazione anche agli studenti dei corsi di laurea/scuole di specializzazione (Logopedia, Psicologia, Neuropsichiatria infatile);

3) rendere agli operatori più agevole sia la somministrazione della scala che la

successiva elaborazione dei risultati e quindi la determinazione dei differenti indici diagnostici proposti dagli autori;

4) illustrare le possibili applicazioni in ambito di ricerca;

5) illustrare la possibilità di allestire specifici protocolli diagnostici (disturbi
mnesici, sindrome frontale, disturbi attentivi, etc) in ambito neuropsicologico;

6) La convinzione che la LEITER-R (come la LEITER Originale) sia, tra le scale
che valutano le competenze cognitive, la più attendibile e la meno influenzata sia dagli aspetti socio-culturali che dalle competenze scolastiche e verbali.

Roma, Novembre 2001   *Gli Autori*

Indice

Capitolo 1
La valutazione neuropsicologica:
aspetti metodologici e strumenti di indagine

Test che valutano le abilità cognitive generali (Q.I.)

L'interesse che la neuropsicologia clinica ha dedicato alla definizione degli strumenti diagnostici in grado di evidenziare le modalità di funzionamento del cervello normale e dopo una lesione cerebrale, la differenzia radicalmente dall'approccio psicometrista. Quest'ultimo, infatti, è interessato, principalmente, a verificare se la prestazione del soggetto esaminato rientra nel range di normalità e si disinteressa completamente di come il soggetto opera per risolvere il compito. La LEITER-R e la LEITER Originale sono delle scale che si prestano ad una valutazione secondo gli obiettivi della scuola cognitivista. Quest'ultima è interessata:

- alla correlazione tra le modificazioni del "comportamento" e la localizzazione e tipologia del danno cerebrale;
- alla definizione dei processi che sono alla base del comportamento e delle prestazioni eseguite dai soggetti esaminati;
- alle modalità di riorganizzazione dei sistemi funzionali dopo una lesione cerebrale.

Il cognitivista è "un bambino curioso" che vuole sapere come funziona la macchina. Per farlo è costretto a formulare ipotesi di funzionamento della "macchina cervello" senza poterla aprire e guardarvi dentro. Costruisce dei modelli teorici di funzionamento ed ogni suo esperimento o osservazione clinica tende a dimostrare la validità del modello. Questa modalità d'approccio è particolarmente utile in ambito riabilitativo, dove si ha la necessità di definire come opera il soggetto con disfunzione cerebrale, quali strategie utilizza e, se è possibile, modificarle e renderle più funzionali (adattive).

In neuropsicologia esistono, sia numerose scale in grado di misurare le abilità cognitive generali e il quoziente intellettivo (Q.I.), sia batterie e test in grado di valutare specifiche aree e competenze cognitive (attenzione, memoria, linguaggio, visuo-percezione, prassie, spaziali, pianificazione, astrazione e ragionamento).

Tra le scale che misurano il Q.I. e le abilità cognitive generali possiamo differenziare:

1. Scale nelle quali è possibile identificare sub-test che esplorano specifiche aree di competenza (WAIS-R; WISC-R; WIPPSI; LEITER-R)

   Ad esempio la WAIS-R presenta una suddivisione tra test verbali ed test di Performance e la possibilità di ottenere, sia il Quoziente Intellettivo Totale (Q.I.T.), sia il Quoziente Intellettivo Verbale (Q.I.V.) e di Performance (Q.I.P.). All'interno delle due differenti aree (Verbale e Performance) è possibile individuare ulteriori specifiche competenze. L'area verbale è suddivisa nelle prove Informazione, Memoria di cifre, Vocabolario, Ragionamento aritmetico, Comprensione e Analogie. L'area di Performance è suddivisa nelle prove Completamento di figure, Riordinamento di Storie Figurate, Disegno con cubi, Ricostruzione di Oggetti e Associazione di Simboli e Numeri. Questa organizzazione della scala permette di ottenere ulteriori informazioni riguardo alle capacità del soggetto nelle due aree, un profilo cognitivo più accurato e l'evidenza di specifiche cadute.

   Il test presenta, tuttavia, alcuni limiti:
   a) i differenti sub-test sono grossolani e non sempre correlano con le specifiche funzioni;
   b) sono in grado d'individuare grossolane aree di "debolezza e forza", ma necessitano di approfondimenti attraverso test o batterie più specifiche;

2. Scale che non sono organizzate secondo una suddivisione per aree di competenza (Matrici Progressive Colorate - CPM, LEITER Originale).

Le Matrici Progressive Colorate (CPM), ad esempio, prevedono la somministrazione di 36 items diversi che permettono di ottenere un'età mentale (E.M.) e un Q.I. correlato al numero di prove eseguite correttamente, senza fornire nessuna informazione riguardo al tipo di errore compiuto. La LEITER Originale, invece, come vedremo successivamente, è organizzata in fasce d'età. In entrambi i casi, se l'operatore è interessato a comprendere ed evidenziare le eventuali cadute specifiche, deve effettuare:

- un'analisi delle competenze necessarie ad eseguire i singoli items;
- la successiva aggregazione di items omogenei;
- la valutazione della prestazione del soggetto in quelle specifiche prove.

Anche in questo caso, l'analisi risulta grossolana e necessita di ulteriori approfondimenti attraverso test o batterie più specifiche.

Test che valutano le abilità cognitive specifiche

Nella valutazione neuropsicologica è spesso indispensabile la somministrazione di test in grado di valutare specifiche aree e competenze cognitive (attenzione, memoria, linguaggio, visuo-percezione, prassie, spaziali, pianificazione, astrazione e ragionamento) per confermare e approfondire i dati emersi dalla valutazione cogntiva generale.

Questi test (ad esempio la Wechsler Memory Scale; il Winsconsin Sort Card Test; il Peabody; il TCGB; i Cubi di Koss) permettono di indagare in modo approfondito una singola funzione e di identificare il suo livello di compromissione.

Come vedremo successivamente, la LEITER-R ha ripreso, adattandoli alla peculiare modalità di somministrazione, alcuni dei test più noti ed utilizzati nel campo della neuropsicologia clinica.

Finalità del test utilizzato e modalità di somministrazione

Come abbiamo precedentemente specificato, vi possono essere differenti scopi che giustificano l'utilizzo di un determinato test per valutare le abilità cognitive di un soggetto. Schematicamente possiamo riconoscere:

- una valutazione quantitativa
- una valutazione qualitativa

Nella valutazione quantitativa l'operatore ha la necessità di verificare se le prestazioni del soggetto rientrano nel range di normalità, cioè se il punteggio ottenuto rientra nella media delle prestazioni della popolazione normale di pari età cronologica. Non ci si preoccupa di come il soggetto esegue la prova e perché, eventualmente, ottiene degli insuccessi.

Questo tipo di valutazione è utile, ad esempio, nei concorsi, dove vi è la necessità di selezionare, a priori, una quota della popolazione esaminata (i meno efficienti o competenti). Quando si deve eseguire un intervento di tipo preventivo in un determinato ambito (sociale, scolastico,...), può essere utile utilizzare un test attraverso una modalità quantitativa come primo screening che permette di evidenziare le categorie od i soggetti a rischio.

Nel primo caso (ad es. i concorsi), la logica che motiva l'utilizzo del test è rappresentata dall'esclusione dei soggetti meno competenti; mentre, nel secondo caso (ad es. screening), la logica è rappresentata dal prendersi cura del soggetto con problemi o meno competente.

Nella valutazione qualitativa, invece, l'operatore è interessato:

1. a capire come il singolo individuo ragiona ed opera rispetto ad una specifica attività proposta;
2. ad esplorare le specifiche competenze del soggetto a prescindere dalla sua adeguatezza rispetto alla popolazione standard.

In questo caso, l'operatore sarà attento a registrare, sia il risultato ottenuto sia la modalità d'esecuzione della prova, attraverso la registrazione e l'analisi dei seguenti parametri:

- il livello di collaborazione;
- l'eventuale presenza d'impulsività;
- il grado d'attenzione;
- la capacità di autocorrezione;
- la capacità nel controllare il risultato ottenuto;
- la presenza di una modalità di esecuzione casuale;
- l'eventuale assenza di strategie operative;
- l'incapacità ad esplorare il materiale presentato;
- l'incapacità ad utilizzare eventuali facilitazioni fornite dall'operatore;
- la presenza di difficoltà percettive o visive;
- la presenza di difficoltà manipolative;
- la difficoltà nel comprendere il compito;

La somministrazione qualitativa di un test permette di comprendere la causa di un eventuale insuccesso o le peculiari strategie che il soggetto mette in atto per risolvere il problema (ad esempio efficienti ma non economiche).

Nella valutazione qualitativa l'operatore può utilizzare, eventualmente, una modalità di somministrazione non canonica, cioè non fedele alle istruzioni e alle norme previste dagli autori della scala utilizzata. In questo caso, però, l'operatore deve essere consapevole che i risultati ottenuti non possono essere comparati con quelli della popolazione standard di riferimento (presenti negli specifici manuali), poiché sono stati ottenuti attraverso un differente modo di somministrazione. Tra le modalità non canoniche di somministrazione di un test ricordiamo:

1. la dimostrazione o la facilitazione non prevista quando il soggetto fallisce in una prova;
2. la richiesta esplicita, dopo un'esecuzione errata, di verificare se la prova è stata eseguita correttamente (per osservare la capacità non spontanea di correzione, esplorazione e analisi del risultato);
3. la somministrazione della scala partendo dalle prove iniziali anche se l'età del soggetto permetterebbe di non somministrarle (per osservare come il soggetto opera e risolve problemi in compiti più elementari e semplici o come modalità di addestramento e comprensione della procedura);

Questa modalità è particolarmente utile sia in ambito riabilitativo che scolastico, dove vi è la necessità di:

- comprendere le abilità e le risorse del soggetto;
- verificare la modalità di utilizzo delle risorse;
- conoscere il possibile accrescimento delle competenze;
- definire il possibile inserimento scolastico, sociale e lavorativo del soggetto;
- individuare le aree ed i campi nei quali favorire l'intervento (apprendimento in funzione di uno scopo).

Descrizione della principali caratteristiche della LEITER Originale

Per comprendere le differenze tra la precedente versione della LEITER Originale e la forma revisionata (LEITER-R) verranno esposte in questo paragrafo le principali caratteristiche della versione del 1979. Questa esposizione permetterà anche agli operatori che non utilizzavano o non conoscevano la LEITER Originale di comprendere le modificazioni e le innovazioni introdotte nella forma revisionata.

Le principali caratteristiche della LEITER Originale sono:

1) **È una scala non verbale**

È stata concepita per essere somministrata a soggetti che presentano un deficit uditivo e verbale. Prevede, quindi, la somministrazione del test, attraverso modalità, che non richiedono l'uso d'istruzioni verbali da parte dell'operatore e di risposte verbali da parte del soggetto esaminato. Esplora, quindi, la capacità intellettiva generale non verbale: questa caratteristica permette di ottenere delle prestazioni che non sono influenzate da eventuali disturbi del linguaggio ed è particolarmente utile anche nei soggetti con disturbo specifico del linguaggio, nell'autismo e nei disturbi comportamentali, nei traumi cranici, nei diversi deficit cognitivi (congeniti o acquisiti). Permette, quindi, di valutare quei soggetti dove il disturbo del linguaggio, dell'udito e del comportamento, impedisce l'utilizzo di test tradizionali quali il WAIS-R, WISC-R, WPSSI.

2) **Prevede la presenza di una discreta competenza manipolativa**

Il materiale della scala è composto da differenti forme in legno (cubi, triangoli, rettangoli sui quali è riprodotto un disegno, un colore o un suo frammento), una stringa in legno nella quale posizionare le forme e delle stringhe di carta, sulle quali è rappresentato l'item da risolvere. Il soggetto deve posizionare le diverse forme a sua disposizione (differenti per ogni item) nella stringa in legno, rispettando orientamento, posizione e rapporti tra le stesse e in alcuni items deve eseguire degli incastri tra i vari pezzi a disposizione. Deve, quindi, possedere delle discrete capacità di prensione, di manipolazione e prassico-costruttive.

3) **È una scala che si basa su dati percettivi visivi e visuo-spaziali**

Il materiale proposto richiede una discreta competenza di discriminazione percettivo-visiva, poichè il soggetto deve riconoscere, ad esempio, figure stilizzate, colori, disegni geometrici di piccole dimensioni. Viene richiesta anche una discreta capacità visuo-spaziale, per analizzare tutto il materiale proposto, i rapporti tra le differenti figure, i rapporti all'interno delle figure e le relazioni tra le forme in legno necessarie ad eseguire il compito.

4) **È organizzata in fasce d'età e non per aree di competenza**

La scala prevede un'organizzazione gerarchica per età, partendo dagli items per le fasce di età più piccole (2 anni) fino alle più grandi (20 anni). Per ogni

fascia d'età sono presenti più items che possono esplorare differenti competenze (capacità di categorizzazione, problem solving, matching, associazione
semantica, ecc.).

5) **Fornisce l'età mentale (e.m.) ed un quoziente intellettivo (Q.I. totale)**

La somma dei punteggi ottenuti dal soggetto esaminato viene espressa attraverso l'età mentale. Con opportune tabelle di conversione è possibile ottenere il
Q.I. totale. La scala non prevede la possibilità di ottenere indici diagnostici specifici e informazioni riguardo a specifiche competenze cognitive.

6) **È possibile individuare specifiche aree di competenze**

Gli autori non prevedono in maniera esplicita il raggruppamento dei diversi
items che compongono la scala in funzione delle competenze necessarie all'esecuzione corretta del compito. Ogni operatore può ricavare alcune informazioni
qualitative individuando, autonomamente, questi parametri e costruendo dei
raggruppamenti omogenei che permettono d'individuare specifiche competenze
e quindi eventuali specifiche cadute.

7) **È possibile eseguire un retest e quindi una valutazione longitudinale**

La stessa scala copre un'ampia fascia d'età (2-20 anni), che permette di seguire longitudinalmente il soggetto, senza la necessità di utilizzare differenti scale
nel corso del tempo. Questo non è possibile utilizzando altre scale d'intelligenza
(ad. es WAIS-R, WISC-R, WPPSI) che prevedono un'età scala dipendente con difficoltà a comparare dati longitudinalmente (al cambiare dell'età cambia la scala
di riferimento).

8) **Problematiche culturali**

Rispetto alle altre scale d'intelligenza (ad. es WAIS-R, WISC-R, WPPSI), è
meno influenzata dagli aspetti legati alla cultura generale e scolastica (basti pen-
sare agli item delle prove verbali della WAIS-R). Poiché non è stata allestita una
versione italiana, sono presenti alcuni item che risentono degli aspetti culturali
americani.

9) **Non esiste una taratura italiana**

Non è stata eseguita una validazione e standardizzazione su dati relativi alla
popolazione italiana. Quindi, tutti gli indici diagnostici (E.M. e Q.I.) si riferiscono alla popolazione americana.

10) **Problematiche procedurali**

Non prevedendo istruzioni verbali la scala richiede la presenza, da parte del
soggetto esaminato, di un'abilità nel comprendere il compito in maniera impli-
cita o per deduzione. Questo aspetto potrebbe penalizzare quei soggetti che
necessitano di istruzioni esplicite e ben codificate, a causa di una minore flessibilità nel ragionamento e una minore destrezza operativa e nel comprendere le
procedure.

Il tipo di materiale e la procedura sono "accattivanti" e permettono, quindi, di valutare i bambini più piccoli, i soggetti con disturbo relazionale e i soggetti con deficit cognitivo.

È facile da somministrare e prevede dei tempi di esecuzione rapidi e, quindi, influenzabili in misura minore da aspetti relativi all'affaticamento durante la prova.

Vi sono in letteratura lavori che evidenziano la possibilità di somministrare la scala a soggetti con grave disabilità motoria e verbale, permettendo una valutazione esaustiva e affidabile. In questo caso, le procedure di somministrazione degli items andranno opportunamente adattate alle modalità di risposta del soggetto con grave disturbo motorio e verbale.

Descrizione delle principali caratteristiche della LEITER-R

In questo paragrafo, verranno esposte le principali caratteristiche della LEITER-R e le differenze con la precedente versione del 1979.

Le principali caratteristiche della LEITER-R sono:

1) **È una scala non verbale**

Ha mantenuto la caratteristica della precedente versione. Infatti è una scala d'intelligenza non verbale, dove <u>non</u> è previsto fornire istruzioni ed informazioni attraverso il linguaggio verbale. Questa caratteristica permette di valutare i bambini che non possono eseguire i tradizionali test d'intelligenza.

2) **Modalità di risposta**

Rispetto alla precedente versione, sono cambiati sia il tipo di materiale proposto sia le modalità di presentazione dei differenti items. È stata eliminata la componente manipolativa: per l'esecuzione delle prove non è prevista la presenza di una discreta capacità di prensione, di manipolazione e prassico-costruttiva. Il soggetto deve rispondere nella maggior parte degli items attraverso il puntamento (pointing). Il materiale dei diversi items è rappresentato da carte o forme in gomma che il soggetto deve indicare o spostare senza eseguire compiti prassico-costruttivi o d'orientamento.

3) **È una scala che si basa su dati percettivi visivi e visuo-spaziali**

Il tipo di materiale è composto da un leggio e dalle carte-risposta sui quali sono rappresentati stimoli figurati e da forme gommose. Quindi rimane, come la precedente versione, un test che necessita di una buona capacità di discriminazione visiva, percettiva visiva e visuospaziale.

4) **Organizzazione della scala**

L'organizzazione della scala è radicalmente cambiata rispetto alla versione precedente ed ha ripreso lo schema costruttivo delle scale classiche. Infatti, è organizzata per aree di competenza e non per fasce d'età. Include due batterie indipendenti: la batteria per la visualizzazione ed il ragionamento (costituita da

10 subtest rivolti a esplorare l'abilità intellettiva non verbale) e la batteria del-l'attenzione e della memoria (costituita da 10 subtest rivolti a esplorare le funzioni mnesiche ed attentive non verbali).

È un test individuale che valuta le funzioni cognitive in soggetti di età compresa tra i 2 ed i 20 anni. Alcuni sub-test riguardano tutte le fasce di età, altri sono specifici per alcune.

Per l'accreditamento del punteggio non è previsto il superamento di un singolo item ma viene accreditato un punto per ogni risposta corretta all'interno di ogni item (ad esempio, in item che prevedono di inserire correttamente 3 carte, la scala prevede 1 punto per ogni risposta corretta anche se non si completa correttamente l'item).

5) Prevede diversi indici diagnostici

È possibile ricavare numerosi indici diagnostici (relativi ai differenti sub-test) che permettono di ottenere un accurato profilo cognitivo nelle diverse aree esaminate (sono previste specifiche tabelle di conversione per ogni indice).

Gli indici diagnostici sono:

- Q.I. totale;
- Q.I. sintetico (che prevede la somministrazione di un numero minore di sub-test e quindi una maggiore rapidità): può essere utile negli screening su ampi campioni di popolazione, nella diagnosi differenziale, in ambito di ricerca per selezionare popolazioni omogenee;
- un'Età Mentale corrispondente al Q.I. totale;
- un'Età Mentale corrispondente al Q.I. sintetico;
- un'Età Mentale corrispondente ad ogni sub-test: è possibile, quindi, somministrare singoli sub-test ed avere informazioni specifiche sul tipo di prestazione ottenuta. Questo permette di utilizzare i singoli sub-test ad esempio in ambito di ricerca o all'interno di specifici protocolli diagnostici (ad esempio utilizzare alcuni sub-test sull'attenzione ed il ragionamento per la valutazione dei traumi cranici);
- un'Età Mentale corrispondente alla singola risposta corretta all'interno di ogni item: permette di capire qual è la competenza necessaria (espressa in E.M.) a risolvere quel determinato compito;
- I Punteggi composti permettono un'analisi più dettagliata di una determinata competenza attraverso la valutazione combinata di più sub-test;
- I Punteggi diagnostici (solo per la batteria Attenzione e Memoria) permettono una maggiore accuratezza nella valutazione della prestazione ottenuta dal soggetto. Ad esempio, nella prova che valuta la capacità di ricordare coppie di stimoli (Associated Pairs) è possibile ricavare un indice diagnostico che valuta specificatamente l'abilità del soggetto di ricordare meglio le coppie di stimoli familiari o quelle di stimoli non familiari;
- il Profilo cognitivo permette di visualizzare, per entrambe le scale (Visualizzazione e Ragionamento, Memoria ed Attenzione) in modo indi-

pendente, il quadro cognitivo complessivo del soggetto esaminato (sia dei punteggi ottenuti ai singoli subtest sia dei punteggi composti).

6) **È possibile eseguire un re-test e quindi una valutazione longitudinale**

Anche la nuova versione permette, per ogni soggetto esaminato, di eseguire un re-test e quindi una valutazione longitudinale.

7) **Problematiche culturali**

Come nella precedente versione, anche la LEITER-R, rispetto alle altre scale d'intelligenza (ad. es WAIS-R, WISC-R, WPPSI), è meno influenzata dagli aspetti legati alla cultura generale e scolastica. Non sono presenti nella nuova versione item che risentono degli aspetti culturali americani.

8) **Non esiste una taratura italiana**

Non è stata eseguita una validazione e standardizzazione su dati relativi alla popolazione italiana. Quindi tutti gli indici diagnostici si riferiscono alla popolazione americana.

9) **Problematiche procedurali**

Anche la nuova versione prevede la capacità da parte del soggetto esaminato di comprendere le istruzioni ed il compito in maniera implicite o per deduzione.

Rispetto alla precedente versione, vi è una maggiore difficoltà nell'adattamento per bambini con disturbi verbali e motori gravi. Gli autori propongono alcuni suggerimenti per somministrare la LEITER-R a popolazioni speciali (bambini con rilevanti disturbi comunicativi, uditivi, motori, con sintomatologia autistica o con esiti di trauma cranico). In particolare nei pazienti con significativa compromissione motoria e comunicativa vengono proposte le seguenti modalità d'interazione e risposta:

a) indicazione differita attraverso la selezione dell'operatore;
b) uso del si/no non verbale per confermare la selezione con l'indice eseguita dall'operatore;
c) utilizzo dei movimeti oculari.

Queste modalità non permettono una selezione attiva da parte del soggetto e, quindi, possono generare ambiguità nell'interpretazione della risposta e del risultato ottenuto.

Il tipo di materiale e di procedura di somministrazione è meno "accattivante" rispetto alla versione precedente. Questo può determinare una minore collaborazione ed affidabilità nelle risposte specialmente nei bambini più piccoli, nei soggetti con disturbo relazionale e nei soggetti con deficit cognitivo.

Rimane una scala facile da somministrare e si esegue in tempi relativamente rapidi. Prevede la possibilità di somministrare singole parti (batteria visualizzazione ragionamento, batteria attenzione e memoria, singoli sub-test) in modo indipendente tra loro accorciando i tempi di somministrazoione e l'eventuale affaticamento del soggetto esaminato.

10) Prevede la somministrazione di 4 scale di valutazione

La nuova scala prevede la presenza di 4 scale di valutazione (familiare, esaminatore, insegnante, soggetto esaminato) indipendenti tra loro, dalla Batteria Visualizzazione e Ragionamento e dalla Batteria Attenzione e Memoria. Queste scale di valutazione sono organizzate in questionari e permettono di ottenere informazioni aggiuntive del soggetto esaminato riguardo il comportamento, gli aspetti socio-emotivi, il livello d'attività, il controllo degli impulsi, altre caratteristiche emotive e l'attenzione.

Analogie con le altre scale d'intelligenza

La LEITER-R presenta molte analogie con le altre scale d'intelligenza e alcuni degli items presenti nella versione aggiornata sono stati ripresi (in parte o completamente) da altre scale ed adattati sia alla somministrazione non verbale sia alla specifica tipologia organizzativa della scala. Ad esempio, alcuni test tradizionali prassici (disegno con cubi, ricostruzione di figure) divengono solo percettivi e/o di riconoscimento (matching). Altri test, che nascono come test che richiedono sia la manipolazione mentale di dati visuo-spaziali sia la manipolazione concreta, divengono test di sola manipolazione mentale.

Verranno brevemente riportati alcuni esempi che correlano items presenti nella scala LEITER-R con items presenti in altre scale. Abbiamo preso come riferimento, a titolo esemplificativo, le seguenti scale e test: WAIS-R, WISR-R, WPPSI, LEITER Originale, CPM, Wechsler Memory Scale, Test delle Campanelle, Test delle Matrici (Visual Search), Test di Cancellazione di Lettere di Diller, Test di Corsi.

Il primo item del sub-test Figure Ground (Fig. 18) presenta analogie con gli item II3-III1 e IV2 della LEITER Originale. Entrambi, infatti, richiedono un compito di matching (Fig. 1). Nell'esempio della LEITER Originale, riportato in

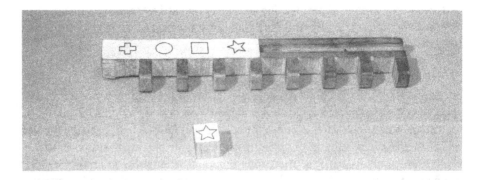

Figura 1. Leiter Originale – item III1

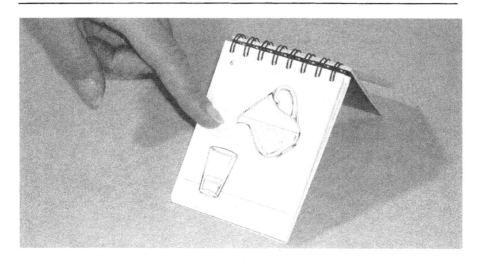

Figura 2. WAIS-R – prova di completamento di figure

Figura 1, è richiesto di posizionare il cubetto che raffigura la stella nella stringa di legno in corrispondenza della figura uguale.

Il quinto item del sub-test Figure Ground (Fig. 19) presenta analogie con la prova "completamento di figure" del WAIS-R e WISC-R (Fig. 2). Entrambi, infatti, richiedono un compito di ricerca di particolari in una figura sfondo. Nell'esempio del WAIS-R, riportato in Figura 2, è richiesto di individuare il particolare mancante (l'acqua) nella figura presentata.

Il primo item del sub-test Analogie (fig. 20) presenta affinità all'items VII4 della LEITER Originale (Fig. 3) e alla prova "Analogie" della WAIS-R. Entrambi,

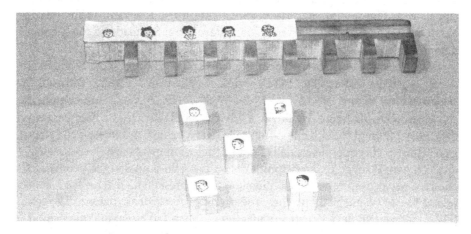

Figura 3. LEITER Originale – item VII4

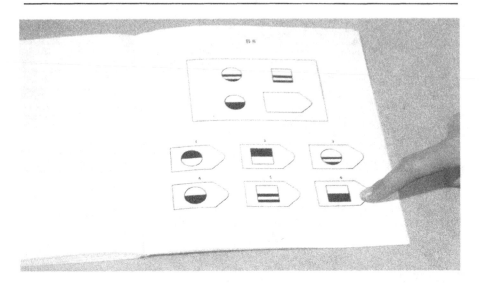

Figura 4. CPM – prova B8

infatti, richiedono un compito di matching, basato sulle relazioni semantiche. Nell'esempio della LEITER Originale riportato in Figura 3 è richiesto di posizionare i differenti cubetti raffiguranti volti di soggetti maschili di diversa età nella stringa di legno in corrispondenza della figura femminile di età equivalente. Nel test Analogie della WAIS-R viene richiesto di esporre le caratteristiche di similitudine tra due oggetti presentati verbalmente (ad. esempio "in che cosa sono simili l'arancia e la banana?").

Il dodicesimo item del sub-test Analogie (Fig. 21) presenta affinità all'items B8 delle CPM (Fig. 4). Entrambi, infatti, richiedono un compito di matching basato, sulle relazioni spaziali e concettuali tra le figure. Nell'esempio delle CPM riportato in Figura 4, il soggetto deve indicare tra le 6 opzioni raffigurate in basso quella che rispetta i criteri per completare la figura (quadrato con la banda nera in basso).

Il decimo item del sub-test Form Completion (Fig. 24) presenta affinità agli items III2, III3 e XIV4 della LEITER Originale, alle prove "disegno con cubi" e "ricostruzione di oggetti" della WAIS-R e WISC-R (Fig. 5). Sono tutti compiti di completamento di figure. Nell'item XIV4 della LEITER Originale, il soggetto deve posizionare il cubetto che raffigura la figura geometrica intera nella stringa di legno in corrispondenza della figura uguale frammentata. Nella prova disegno con cubi il soggetto deve riprodurre un modello o un disegno geometrico bianco e rosso, utilizzando due o più cubetti che presentano diverse facce colorate (2 rosse, 2 bianche 2 bianche e rosse). Nella prova ricostruzione di oggetti (Fig. 5) il soggetto deve ricostruire una figura intera (ad esempio il manichino) partendo dai suoi pezzi (ad esempio faccia, gambe, arti e tronco).

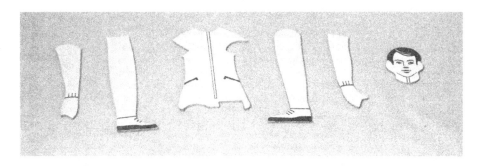

Figura 5. WAIS-R – prova di ricostruzione di oggetti

Il terzo e il settimo item del sub-test Matching (Figg. 25, 26) presentano analogie con la prove II3 e IV4 della LEITER Originale, la B1 delle PM (Fig. 6B). Infatti tutti questi test prevedono compiti di accoppiamento di stimoli visuo-percettivi. Nell'esempio della LEITER Originale, riportato in Figura 6A, è richiesto di posizionare il cubetto che raffigura, ad esempio, l'elefante nella stringa di legno in corrispondenza della figura uguale. Nell'item B1 delle PM, riportato in Figura 6B, il soggetto deve indicare tra le 6 opzioni raffigurate in basso quella che rispetta i criteri per completare la figura (il giglio in posizione 2).

Il primo e sesto item del sub-test Sequential Order (Figg. 27, 28) presentano analogie le prove VII2 e VIII4 della LEITER Originale, con le prove "Ragionamento aritmetico" della WPPSI e con le prove "Riordinamento storie figurate" della WAIS-R. In questi items è richiesto di completare progressioni logiche e generare regole. Negli items VII2 (Fig. 7A) e VIII4 della LEITER Originale il soggetto deve posizionare i cubetti riproducendo, nella giusta progressione, una serie figurata (ad esempio da 1 cerchio a 8 cerchi concentrici). Il modello rappresentato sulla stringa di legno presenta solo la prima e l'ultima

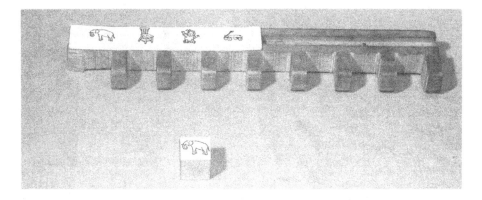

Figura 6A. LEITER Originale – item II3

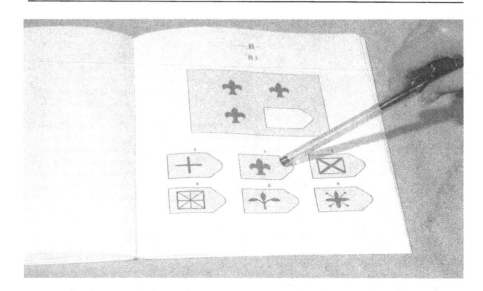

Figura 6B. CPM – prova B1

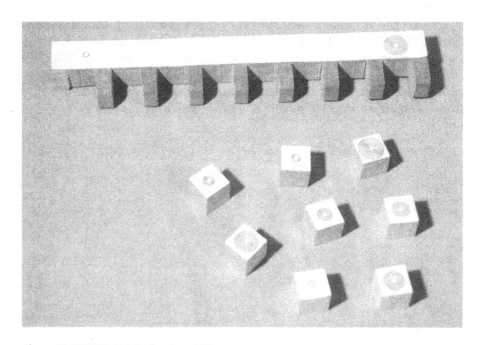

Figura 7A. LEITER Originale – item VII2

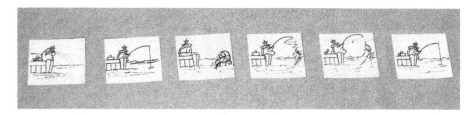

Figura 7B. WAIS-R – prova di riordinamento di storie figurate

figura della serie. Il soggetto, quindi, deve individuare la serie e successivamente riprodurla. Nel riordinamento di storie figurate della WAIS-R, riportato in Figura 7B, il soggetto deve riordinare nella giusta sequenza temporale una storia figurata presentata nell'ordine sbagliato (ad esempio la storia del re che pesca).

Il terzo e ottavo item del sub-test Repeated Patterns (Figg. 29, 30) mostra analogie con l'item VI2 della LEITER Originale. In questi items viene richiesto di individuare e completare un pattern di stimoli (Fig. 8). Nell'esempio della LEITER Originale riportato in Figura 8 è richiesto di posizionare i cubetti che raffigurano la "O" o la "X" nella corretta sequenza e di completare la serie riempendo anche i tre spazi della stringa di legno che non presentano il target "O" o "X".

Il secondo e quinto item del sub-test Picture Context (Figg. 31, 32) presenta

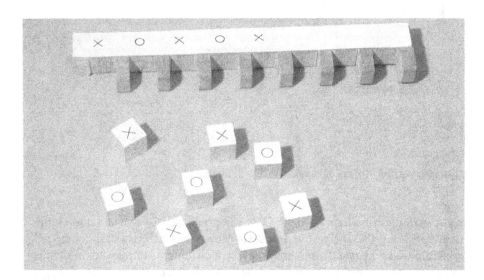

Figura 8. LEITER Originale – item 8

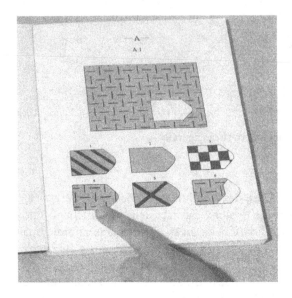

Figura 9A. CPM – prova A1

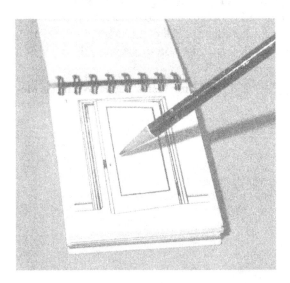

Figura 9B. WAIS-R – prova di completamento di figure

delle analogie con l'item A1 delle CPM e le prove del "Completamento Figure" del WAIS-R e WISC-R (Fig. 9B). In queste prove viene richiesto di individuare le relazioni tra una parte (frammento mancante) e l'intero stimolo e di individuare l'elemento omesso. Nell'esempio delle CPM, riportato in Figura 9A, il soggetto deve indicare tra le 6 opzioni raffigurate in basso quella che rispetta i criteri per completare la figura (opzione 4). Nell'esempio del WAIS-R riportato in Figura 9B è richiesto di individuare il particolare mancante (la maniglia) nella figura presentata.

Il terzo e ottavo item del sub-test Classification (Figg. 33, 34) presenta delle similitudini con gli items V1 e XVIII della LEITER Originale, l'item B9 delle CPM, le prove "Analogie" della WAIS-R (Fig. 10A, 10B). In queste prove è richiesta la capacità di categorizzazione. Nell'esempio della LEITER Originale, riportato in Figura 10A, è richiesto di posizionare i differenti cubetti raffiguranti disegni di frutta, persone o animali nella stringa di legno in corrispondenza della la figura oppartenente alla stessa categoria (ad esempio la donna e l'uomo, il cavallo e la mucca, ecc.). Nell'esempio delle CPM, riportato in Figura 10B, il soggetto deve indicare tra le 6 opzioni riportate in basso quella che rispetta i criteri per completare la figura (quadrato nero). Nel test Analogie della WAIS-R viene richiesto di esporre le caratteristiche di similitudine tra due oggetti presentati verbalmente (ad esempio "in che cosa sono simili l'arancia e la banana?").

Il settimo item del sub-test Associated Pairs (Figg. 41, 42) presenta delle similitudini con la prova "Associazioni" della Wechsler Memory Scale. In queste prove è richiesto di ricordare associazioni di stimoli (correlati o non correlati semanticamente). Nella prova Associazioni della Wechsler Memory Scale vengono presentate verbalmente coppie di parole. Successivamente verrà presentata la parola di ogni coppia ed il soggetto dovrà ricordare e ripetere la parola associata (rosa-fiore; nord-sud; ubbidire-metro).

Il secondo item del sub-test Immediate Recognition (Figg. 43, 44) presenta delle similitudini con la prova "Riproduzione Visiva" della Wechsler Me-

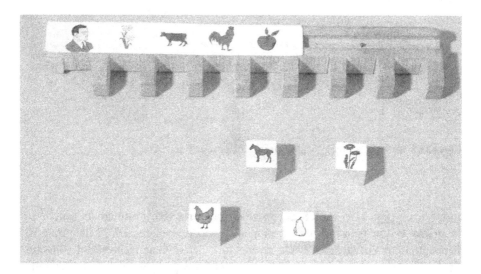

Figura 10A. LEITER Originale – item V1

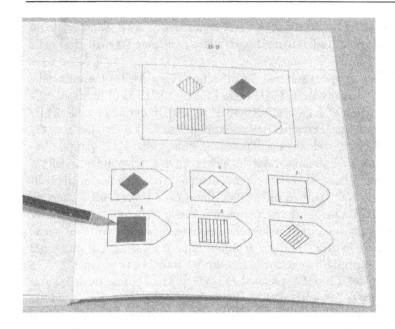

Figura 10B. CPM – prova B9

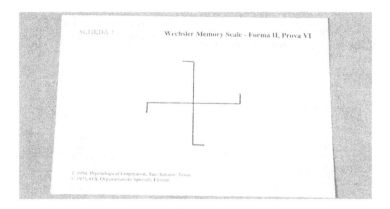

Figura 11A. Wechsler Memory Scale – prova di riproduzione visiva

mory Scale (Fig. 11A, 11B). Sono prove di memoria visiva immediata (anche se la prima è una prova di recognition e la seconda di recall). Nella prova di Riproduzione Visiva della Wechsler Memory Scale viene richiesto al soggetto di disegnare a memoria delle figure geometriche, presentate precedentemente (Fig. 11A, 11B).

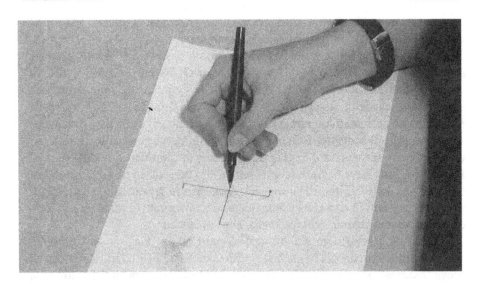

Figura 11B. Wechsler Memory Scale – prova di riproduzione visiva

Il terzo item del sub-test Forward Memory (Fig. 45) presenta delle similitudini con la prova "Memoria di cifre" del WAIS-R e con il Test di Corsi (Fig. 12).
Sono prove che esplorano lo Span di memoria (visiva o verbale). Nella prova di
"Memoria di cifre" (ripetizione diretta) del WAIS-R il soggetto deve ripetere la
corretta sequenza di numeri presentati verbalmente dall'esaminatore (es. 5-8-2;
6-4-3-9). Nel Test di Corsi (riproduzione diretta) il soggetto deve toccare con

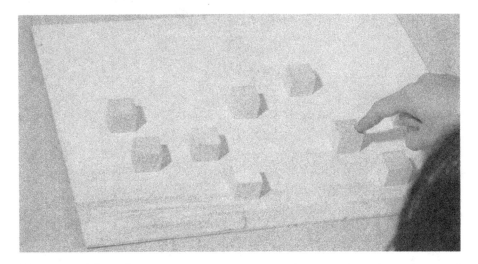

Figura 12. Test di Corsi

l'indice sequenze di cubetti di lunghezza progressivamente crescenti (da 2 a 10 cubetti) nello stesso ordine mostrato dall'esaminatore.

Il primo ed il nono item del sub-test Attention Sustained (Figg. 46, 47) presenta delle similitudini con il Test delle Matrici (Visual Search), il test di Cancellazione di Lettere di Diller e il Test delle Campanelle. Sono prove che esplorano le capacità attentive visive (sostenuta e focalizzata). Nel test delle Matrici viene presentato un target (uno, due o tre numeri) e una lista di sequenze di numeri e il soggetto deve barrare tutti i numeri uguali allo stimolo (ad esempio viene presentato il 5) (Fig. 13). Nel test di Cancellazione di Lettere di Diller il soggetto deve barrare tutte le lettere "H" presenti in una stringa di lettere. Nel Test delle Campanelle il soggetto deve barrare tutte le campanelle (figura target) presenti in una tavola sulla quale sono disegnati, in maniera random, differenti stimoli figurati (chiave, foglia, pistola, cavallo...).

Il secondo e sesto item del sub-test Visual Coding (Figg. 49, 50) presenta delle similitudini con gli items VII1 e XVI1 della LEITER Originale, con la prova "Associazione Simboli Numeri" della WAIS-R, la prova "il Cifrario" della WISC-R e la prova "La Casa degli Animali" della WPPSI. Sono prove che esplorano le capacità attentive, di ragionamento induttivo, di flessibilità nel ragionamento e di Working Memory. Nell'esempio della LEITER Originale, riportato in Figura 14A viene presentato un cartoncino dove ad ogni numero è associato un simbolo arbitrario. Il soggetto deve posizionare i differenti cubetti raffiguranti i numeri dall'"1" all'"8" nella stringa di legno rispettando la corrispondenza numero/simbolo presentata. Nell'item XVI1 della LEITER Originale viene pre-

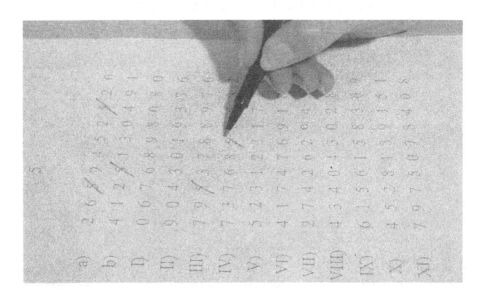

Figura 13. Test delle Matrici (Visual Search)

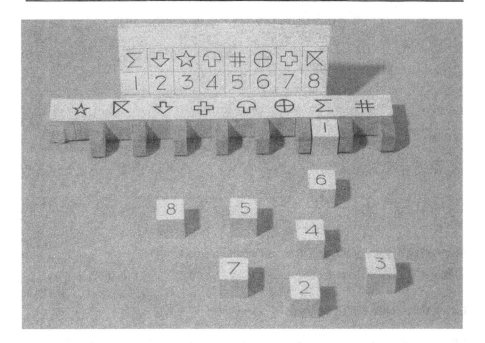

Figura 14A. LEITER Originale – item VIII

sentato un cartoncino dove ad ogni cifra è associato un numero corrispondente di pallini (al numero "2" corrisponde il cubetto con due pallini). Il soggetto
deve posizionare i differenti cubetti con i pallini nella stringa di legno rispettando la corrispondenza numero/quantità. Nella prova "Associazione Simboli
Numeri" della WAIS-R, riportato in Figura 14B, e nella prova "il Cifrario" della
WISC-R viene presentato un modello dove ad ogni numero è associato un simbolo arbitrario. Il soggetto deve riportare nelle caselle vuote, sottostanti ai differenti numeri, il simbolo corrispondente. Nella prova "La casa degli Animali"
della WPPSI viene presentato un modello raffigurante quattro differenti animali (cane, gallina, pesce e gatto). Ad ogni animale è associato un colore. Il soggetto deve mettere il colore corrispondente nelle caselle vuote sottostanti ai differenti animali.

Correlazione con altre Scale e Batterie Neuropsicologiche

Nel manuale sono riportate le correlazioni tra i punteggi ottenuti alla LEITER-R
rispetto a quelli ottenuti alla LEITER originale, alla WISC-III e ad altre batterie
cognitive.

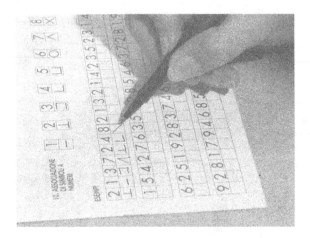

Figura 14B. WAIS-R – prova di associazione simboli-numeri

Correlazione con la LEITER Originale

Gli autori documentano un'alta correlazione (.85) tra il Q.I. ottenuto alla LEI-
TER Originale e quello ottenuto alla LEITER-R. La correlazione è presente sia
per il Q.I. Brief sia per il Q.I. Full. Le medie del Q.I., ottenuto alle due scale, dif-
feriscono di circa 12 punti.

È riportata una specifica tabella di conversione tra i due punteggi. Ad esempio,
la prestazione di un soggetto, che ottiene un Q.I. di 100 alla LEITER Originale, corrisponde ad un Q.I. di 87 alla LEITER-R (Tab. 10.9 del manuale originale).
Secondo gli autori, la differenza tra i risultati ottenuti alle due scale non dipende
da un errore o da una bassa correlazione tra le due scale, ma dal trend storico che
si evidenzia nella determinazione del Q.I. Medio: le competenze corrispondenti
ad una determinata fascia d'età aumentano con l'aumentare del grado d'istruzio-
ne e di benessere e quindi le prestazioni eseguite nella precedente standardizzazione da bambini appartenenti ad una specifica classe d'età sono eseguite correttamente da bambini d'età inferiore nella standardizzazione successiva.

Correlazione con la WISC-III

Gli autori documentano un'alta correlazione (.85) tra il Q.I. (Full e Brief) ottenuto alla LEITER-R ed il Q.I. Totale e Performance ottenuto alla WISC-III. Vi è
invece una bassa correlazione tra i Q.I. (Full e Brief) ottenuti alla LEITER-R ed
il Q.I. Verbale, ottenuto alla WISC-III (Tab. 10.10 del manuale originale). In questo caso non sono riportate specifiche tabelle di conversione tra i punteggi ottenuti alla LEITER-R e quelli ottenuti alla WISC-III.

Capitolo 2
Presentazione generale della scala LEITER-R

La Leiter International Performance Scale – Revised (LEITER-R) è uno strumento di valutazione della capacità intellettiva non verbale, della memoria e dell'attenzione, destinata ad essere somministrata a soggetti di età compresa tra i 2 e i 20 anni e 11 mesi.

Come la precedente versione della LEITER (1979), anche la forma revisionata è stata sviluppata per la valutazione delle funzioni cognitive non verbali di soggetti appartenenti a "speciali popolazioni" e alle quali, quindi, non è possibile sottoporre le tradizionali scale d'intelligenza: per esempio i soggetti con deficit uditivo, disturbi della comunicazione, disturbi neuromotori, con esiti di traumi cranici, deficit attentivi e disturbi d'apprendimento.

È una scala composta da venti subtest raggruppati in due batterie (Fig. 15):

• la batteria "Visualizzazione e Ragionamento (VR)", costituita da dieci subtest rivolti ad esplorare l'abilità intellettiva non verbale relativa alla visualizzazione, al ragionamento e alle abilità spaziali;
• la batteria "Attenzione e Memoria (AM)", costituita da dieci subtest atti ad esplorare le funzioni attentive e mnestiche non verbali.

Le due batterie possono essere somministrate separatamente o insieme, secondo le esigenze e gli obiettivi dell'esaminatore. La batteria "Attenzione e Memoria" è utilizzata soprattutto nei casi in cui, oltre per giungere ad una completa pianificazione del trattamento, viene richiesta una più accurata ed esaustiva valutazione diagnostica dell'attenzione e della memoria. L'intera scala, il cui numero dei subtest varia a secondo dell'età del soggetto esaminato, può essere completata all'incirca in 90 minuti. Insieme al materiale delle due batterie, all'interno della valigetta, troverete 4 scale di valutazione degli aspetti socio-emotivi (*del familiare, degli insegnanti, del soggetto esaminato e dell'esaminatore*). Questi questionari possono essere somministrati in modo indipendente tra di loro e dal resto del test.

La denominazione dei singoli subtest è stata mantenuta nella lingua originale perché non vi è una traduzione sintetica nella lingua italiana atta ad esprimere il significato delle singole prove. Oltretutto la terminologia in lingua originale è ampiamente condivisa in ambito neuropsicologico.

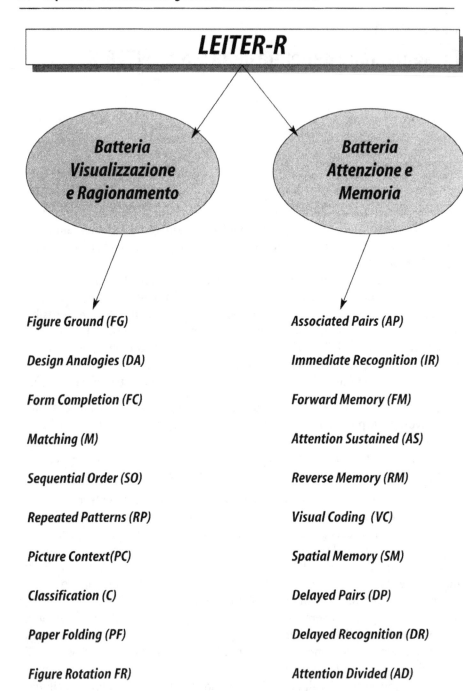

Figura 15. Le due batterie della LEITER-R

Materiale e modalità generali d'allestimento

Nella valigetta blu della LEITER-R è raccolto tutto il bagaglio necessario per la somministrazione del test. Il materiale comprende innanzitutto il manuale, i cosiddetti "leggii-stimolo" (due per la batteria VR ed uno per la batteria AM), due scatole contenenti le carte-risposta, tre buste di forme gommose di diversa dimensione e colore (incluse nei primi item di alcuni subtest per i soggetti di età prescolare e per quelli a basso rendimento funzionale), le schede di registrazione (una per la batteria VR, una per la batteria AM e una per il profilo cognitivo finale), le quattro scale di valutazione socio-emotive, un cronometro, tre gruppi di fogli-risposta per il subtest AS della batteria AM, i fogli raffiguranti icone colorate da inserire nel leggio-stimolo per il subtest AD della batteria AM, le griglie-risposta per il subtest SM della batteria AM (Figg. 15A, 15B).

Come tutti i test, anche la LEITER-R è uno strumento la cui somministrazione, prettamente individuale, necessita di un ambiente esente da distrazioni e rumori e con una luminosità adeguata. Per la maggior parte delle prove l'esaminatore è posizionato di fronte al soggetto, interponendo tra sé e il soggetto esaminato il leggio-stimolo e assicurando uno spazio sufficiente sul tavolo per il leggio-stimolo, le carte o le forme gommose. Questa situazione è favorevole all'esaminatore, perché potrà, sia leggere le istruzioni scritte sul retro delle singole pagine del leggio, sia osservare con facilità la prestazione del soggetto esaminato e inoltre registrare le risposte date senza interrompere la prova. Solo in alcuni subtest, in cui è richiesto il pointing di una risposta sulla pagina del leggio, l'esaminatore sarà seduto accanto al soggetto esaminato.

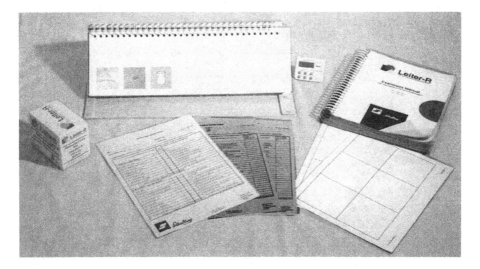

Figura 15A. Materiale LEITER-R

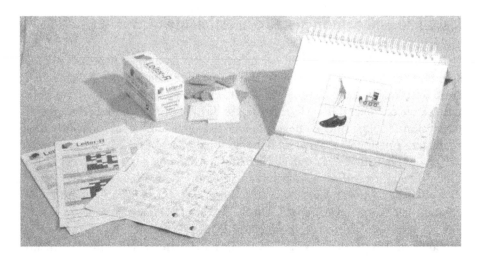

Figura 15B. Materiale LEITER-R

Nelle modalità d'allestimento ritroviamo anche due specifiche posizioni riguardanti il leggio:

• "Posizione standard" (Fig. 16A): il leggio è posizionato in modo tale che le

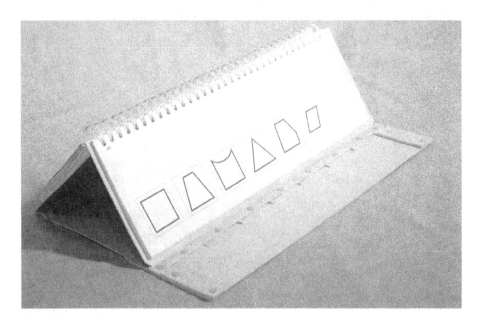

Figura 16A. Posizione standard

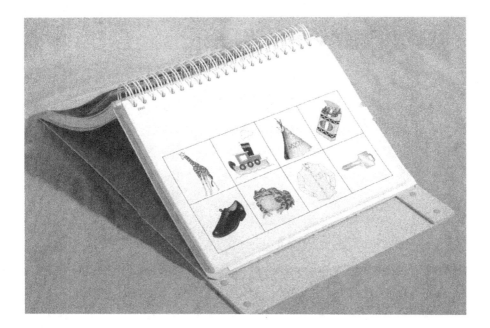

Figura 16B. Posizione avanzata

carte-risposta possano essere inserite nelle fessure della vaschetta sottostan-te il riquadro (Fig. 17A);
* "Posizione avanzata" (Fig. 16B): il leggio è posizionato in modo tale da copri-re le fessure alla base del riquadro (Fig. 17B).

Istruzioni generali per la somministrazione

La LEITER-R è un test non verbale, le cui istruzioni e procedure sono comuni-cate ai soggetti esaminati in modo implicito (non verbale) o per deduzione. Il principale modo per comunicare le istruzioni è la pantomima, ovvero una miscela di movimenti delle mani e del capo, di espressioni facciali, e di mimica. È compito dell'esaminatore:

* catturare l'attenzione del soggetto, ricercando per esempio il contatto visivo;
* mostrare con enfasi e guidare alla comprensione del compito e della risposta corretta manipolando le carte o le forme gommose;
* insegnare a rispondere con il pointing indicando avanti e indietro tra le figu-re del riquadro e quelle raffigurate sulle carte-risposta;
* utilizzare tutte le strategie non verbali affinché il soggetto esaminato capisca il compito da eseguire.

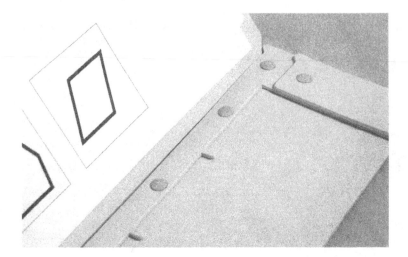

Figura 17A. Particolare – posizione standard

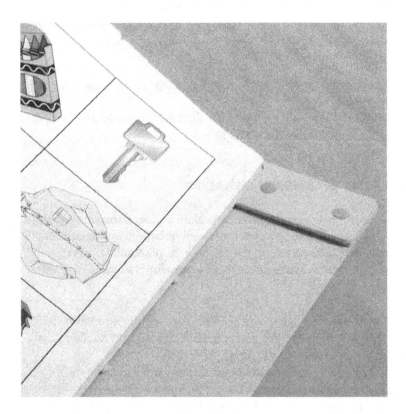

Figura 17B. Particolare – posizione avanzata

Senza dimenticare le difficoltà e i limiti che tale procedura implica, queste linee-guida hanno lo scopo di orientare l'esaminatore nel corretto utilizzo della LEITER-R, ricordando comunque ai lettori di avere sempre presente il soggetto e le sue difficoltà motorie/cognitive ed il fatto che "ogni bambino è diverso da un altro!".

Siate dunque FLESSIBILI e CREATIVI !!!

Punti di partenza

Ogni subtest della LEITER-R è suddiviso in item specifici per determinate fasce d'età (2-5 aa, 6-10 aa, 11-20 aa). Alcuni subtest riguardano tutte le fasce d'età ed altri sono specifici solo per alcune. Nel caso del subtest DR, la somministrazione è limitata ai bambini di età compresa tra i 4 e 5 anni (Tab. 1).

Tabella 1. Subtest per fasce d'età

ETÀ	2-3 anni	4-5 anni	6-10 anni	11-20 anni
Subtest Batteria VR	FG, FC, M, SO, RP, PC, C	FG, FC, M, SO, RP, PC, C	FG, DA, FC, M, SO, RP, PF	FG, DA, FC, SO, RP, PF, FR
Subtest Batteria AM	AP, FM, AS	AP, IR, FM, AS, DR	AP, IR, FM, AS, RM, VC, SM, DP, DR, AD	AP, FM, AS, RM, VC, SM, DP, AD

Per ogni subtest l'esaminatore inizierà la somministrazione partendo dal primo item relativo alla fascia d'età d'appartenenza. Ad esempio nel caso di un bambino di 7 anni, la somministrazione inizierà dal primo item relativo alla fascia d'età 6-10 anni.

Addestramento

In ogni subtest ritroviamo un addestramento iniziale: infatti il primo item di ogni gruppo di età di riferimento è una prova di addestramento.

Per dare modo al soggetto esaminato di comprendere il compito richiesto e guidarlo nella scelta della risposta corretta, è permesso ripetere la prova d'addestramento per tre volte. Nelle prove d'addestramento, è consentito utilizzare diverse modalità non verbali per istruire al testing il soggetto esaminato:

- usare la pantomima;
- annuire/scuotere vigorosamente con la testa per comunicare al soggetto esaminato di aver eseguito o meno in modo appropriato il compito richiesto;
- indicare la risposta corretta ed annuire con la testa (se la scelta è giusta);

- indicare la risposta errata e scuotere la testa (se la scelta è sbagliata);
- aiutare il soggetto nell'individuazione della risposta corretta, accompagnandolo nel pointing della figura all'interno del riquadro;
- aiutare il soggetto nell'individuazione della risposta corretta accompagnandolo nel posizionamento della carta-risposta nella vaschetta sottostante il leggio.

Non usare modalità verbali nella somministrazione della scala è proprio uno dei presupposti della filosofia della LEITER-R, fatta eccezione di una prova: il subtest 20 "Attention Divided (AD)" della batteria AM. In questa prova, infatti, data la duale e complessa natura del compito richiesto, è permesso accompagnare le istruzioni non verbali con brevi e concisi supporti verbali.

Gli item successivi all'addestramento sono somministrati senza alcun aiuto da parte dell'esaminatore.

Restart

Nel caso in cui, dopo tre prove di addestramento, il soggetto esaminato non fornisca la risposta corretta, si torna indietro partendo dal primo item (prova di addestramento) del gruppo di età precedente. Se anche in questo caso il soggetto non risponde correttamente, dopo tre prove, il punteggio per quel subtest sarà "zero".

Esempio: la somministrazione della prova "Sequential Order (SO)" ad un bambino di 12 anni inizierà con il primo item (prova d'addestramento) del gruppo di età di riferimento, ovvero 11-20aa. Nel caso in cui dopo tre prove d'addestramento il soggetto fallisca, è permesso retrocedere all'item (prova d'addestramento) del gruppo di età precedente 6-10aa, fino alla fascia 2-5aa; infine se il soggetto non dovesse rispondere correttamente alle prove d'addestramento di quest'ultima fascia d'età, il punteggio per la prova "50" sarà "zero".

Modalità di risposta

Nella LEITER-R troviamo tre modalità di risposta:
1. la collocazione delle carte-risposta nelle apposite fessure sottostanti il riquadro del leggio;
2. la sistemazione, rispetto al modello di riferimento, delle forme gommose di risposta;
3. l'indicazione (pointing) delle risposte sul riquadro del leggio.

Eccezioni!!!
- **Subtest 14 "Attention Sustained (AS)"**: prova di barrage a tempo. Il soggetto deve fornire la risposta sbarrando il target richiesto;

- **Subtest 17 "Spatial Memory (SM)"**: il soggetto deve posizionare la carta-risposta nel riquadro corretto all'interno della griglia presentata dall'esaminatore;
- **Subtest 20 "Attention Divided (AD)"**: in questa prova il soggetto deve fornire la risposta alternando due modalità: indicare sul leggio il target richiesto e ordinare le carte numerate.

È possibile che in alcune prove vi capiti di essere incerti e dubbiosi circa la validità della risposta data dal soggetto esaminato, soprattutto nei casi in cui si è in presenza sia di deficit cognitivi sia di disturbi motori, nei casi di soggetti impulsivi e molto caotici, oppure nei casi di soggetti il cui livello di attenzione è molto basso e il rischio di ottenere risposte casuali è elevato. Allora è lecito domandarsi: "Come comportarsi e come valutare le risposte fornite dal soggetto esaminato?", " È lecito assegnare come corretta una risposta che non rientra completamente nei criteri-modalità di risposta della LEITER-R?", "Quando è possibile accettare ugualmente la risposta data dal soggetto esaminato?".

Si consiglia di attenersi alle linee-guida relative alle modalità di risposta, di usare altresì molta flessibilità nella valutazione delle risposte e soprattutto di raggiungere oltre che un dato quantitativo di riferimento, anche un quadro qualitativo del soggetto. Si consiglia di annotare, a fianco alla colonna di registrazione delle risposte, le modalità con cui il soggetto risponde, il comportamento durante il testing, il livello di attenzione (si distrae continuamente, si agita oppure è attento al compito e ai suoi particolari?), se durante la somministrazione verbalizza, usando un linguaggio interiore, oppure ha bisogno di essere contenuto e ripreso dall'esaminatore.

Nei casi in cui viene richiesta una specifica modalità di risposta (es.: la posizione delle carte-risposta all'interno della vaschetta del leggio) e qualora il soggetto usi un'altra modalità (es.: il pointing), l'esaminatore dovrà accertarsi se il soggetto ha capito il compito richiesto e poi, se usando una modalità diversa da quella richiesta, la risposta è ugualmente accettabile e attendibile. Qualora sopraggiungano dubbi circa l'attendibilità della risposta fornita, si consiglia di intervenire (**sempre con modalità implicite!!!**) e richiedere al soggetto di rispondere nella specifica modalità di risposta richiesta in quel subtest.

Interruzione della prova

Ogni subtest presenta una diversa interruzione della prova, rintracciabile in alto a sinistra sulla scheda di registrazione; la somministrazione è interrotta quando si raggiunge il numero massimo di errori cumulativi previsti per ogni specifico subtest, indicato in alto a sinistra sulla scheda di registrazione di ogni subtest.

Modalità di registrazione

Le risposte date vengono annotate su apposite schede di registrazione (Scheda di registrazione della Batteria VR, Scheda di registrazione della Batteria AM). Ogni subtest è suddiviso in items, che a loro volta comprendono un numero specifico di prove (es.: **Subtest 1 "Figure Ground"**: l'item FG3 è costituito da 3 prove).

Per la maggior parte dei subtest le risposte date ad ogni singola prova dell'item all'interno del subtest vengono così segnate:

RISPOSTE CORRETTE = 1 (annotate con un cerchio)

RISPOSTE ERRATE = 0 (annotate con una x)

Il punteggio grezzo (Raw Score) di ogni subtest è il punteggio ottenuto dalla sommatoria delle risposte corrette date ad ogni singola prova di ogni item di quel subtest. Ad es.: MC di anni 7, nell'item FG4 del **Subtest 1 "Figure Ground"**, ha totalizzato un punteggio di 2, perché ha fornito 2 risposte esatte su tre prove presentate. Procedendo in questo modo per ogni singolo item e sommando tutte le risposte corrette annotate sulla scheda di registrazione, si ottiene il numero di risposte corrette per quel subtest, ovvero il punteggio grezzo di quel subtest.

Il numero delle risposte è registrato nella colonna dei punteggi. Anche per l'item d'addestramento viene assegnato un punteggio per ogni risposta corretta = 1.

Nel caso in cui il soggetto esaminato si rifiuta di completare un item, si segnerà come errato ("R") sulla scheda di registrazione.

La sommatoria delle risposte corrette è il punteggio grezzo ottenuto dal soggetto esaminato a quello specifico subtest.

Nella maggior parte dei subtest si accredita un punto per ogni singola risposta corretta all'interno di ogni singolo item, ad eccezione di alcuni subtest:
- **subtest AS** (batteria AM): il punteggio grezzo è ottenuto calcolando sia il numero di risposte corrette sia il numero degli errori.
  Nell'apposita scheda di registrazione di questo subtest troviamo una modalità particolare di scoring: per ottenere il punteggio grezzo finale, bisogna sottrarre il totale degli errori al totale di risposte corrette. Esempio: 32 (totale risposte corrette) – 15 (totale errori) = 17.
- **subtest AD** (batteria AM): il punteggio è ottenuto sommando sia il numero di figure identificate correttamente sia il numero di carte ordinate.
  Nella scheda di registrazione di questo subtest troviamo una doppia modalità di scoring: dovrete annotare sia il punteggio finale di tutte le carte indicate correttamente, sia il punteggio finale di tutte le carte ordinate. Quest'ultimo sarà il punteggio grezzo convertibile in punteggio bilanciato, mentre il

punteggio grezzo finale, ottenuto dalle carte' indicate correttamente servirà per il calcolo del punteggio diagnostico di quel subtest.

- **subtest FM, RM, SM** (batteria AM): il punteggio è ottenuto completando l'intera sequenza richiesta.

  Esempio: nel caso della prova FM 3 al soggetto viene richiesto di indicare le figure (scarpa-barca-giraffa) nella stessa sequenza fornita dall'esaminatore. Se il soggetto non ripete la sequenza correttamente, assegnerete un punteggio di zero. Al contrario, nel caso in cui il soggetto esaminato ripeterà correttamente la sequenza, mediante l'indicazione, assegnerete il punteggio di **uno**.

- **subtest DA, PF, FR** (batteria VR): in questi subtest vengono accreditati dei punteggi aggiuntivi (bonus) in funzione del tempo impiegato nell'esecuzione della prova.

  Esempio: l'item PF11 è una prova a tempo, ovvero l'esaminatore oltre a segnare le risposte (corrette/errate) fornite dal soggetto esaminato, annoterà anche il tempo impiegato per rispondere, in base al quale darà dei bonus (0-30 sec. = 2 punti bonus; 31-60 sec. = 1 punto bonus; oltre 61 sec. = 0 punti bonus).

  Se, per esempio, un soggetto nello stesso item ha risposto correttamente ad entrambe le prove, con un punteggio uguale a due, ed inoltre in un tempo di 35 secondi (punteggio aggiuntivo di 1), avrà totalizzato per quell'item un punteggio di 3 (PF11 = 3).

Capitolo 3
Come somministrare i subtest della batteria Visualizzazione e Ragionamento (VR)

La batteria "Visualizzazione-Ragionamento (VR)", composta da 10 subtest (vedi Fig. 15), esplora l'abilità intellettiva non verbale, ovvero le competenze cognitive relative alla visualizzazione, al ragionamento deduttivo ed induttivo ed alle abilità spaziali.

Come vedremo successivamente, per ogni singolo subtest, le prove sono divise rispetto a tre gruppi di età di riferimento: 2-5 anni, 6-10 anni, 11-20 anni.

Subtest 1 - "FIGURE GROUND"

- **MATERIALE:** 31 carte-risposta; 10 figure (leggio1).
- **ETÀ:** 2-5aa, 6-10aa, 11-20aa.
- **INTERRUZIONE-PROVA:** dopo 6 risposte errate cumulative.
- **PROVE D'ADDESTRAMENTO:**
  * 2 -5aa: item 1
  * 6-10aa: item 3
  * 11-20aa: item 5

- **COMPITO RICHIESTO:** riconoscimento, all'interno del quadro presentato sul leggio, di una singola figura proposta sulla cartolina.
- **SOMMINISTRAZIONE:** iniziate la somministrazione dall'item corrispondente al punto di partenza relativo all'età del soggetto. Posizionate le carte-risposta di fronte al soggetto, in modo che si possa leggere da sinistra a destra le lettere indicate sulle carte-risposta.
- **ISTRUZIONI:** tramite modalità implicite (gestualità, mimica facciale, movimento degli occhi, sguardo) comunicate al soggetto innanzitutto di porre attenzione, sia alle figure rappresentate sulle carte-risposta, sia all'intera raffigurazione presentata sul leggio e poi di indicare dove è localizzata la figura target riportata sulla carta-risposta rispetto alla raffigurazione del leggio.
  Esempio: Fig. 18 - questo è il primo item (FG1) del subtest (prova d'addestramento per il gruppo d'età 2-5aa). Posizionate le carte-risposta tra il soggetto e il modello di riferimento. Il soggetto in questo caso dovrà indicare il dinosauro e l'albero raffigurati sulle carte-risposta e poi riconoscerli ed indicarli rispettivamente sul modello di riferimento.
  Esempio: Fig. 19 - questo item (FG5) è la prova d'addestramento per il gruppo d'età 11-20aa. Nelle carte risposta ritroviamo il "sorriso" (carta A), la "scarpa"(carta B) e il "fiocco" (carta C): il soggetto dovrà indicare una alla volta le carte-risposta e le rispettive figure sul modello di riferimento.

- **PUNTEGGIO:**   1 = risposta cerchiata (corretta);
                   0 = risposta sbarrata (errata).

INTERPRETAZIONE: questa prova è un compito di interferenza visiva. Si esplora la capacità di flessibilità cognitiva, quanto il soggetto esaminato, mediante un ragionamento di tipo deduttivo, discrimini e riconosca il target richiesto (Fig. 18). È una prova in cui il soggetto, per finire correttamente il compito, deve operare un'effettiva strategia di ricerca e di organizzazione percettiva, essere capace di effettuare uno scanning visivo, operare uno shifting tra il particolare presentato prima sulla carta-risposta e poi all'interno di uno sfondo complesso e particolareggiato. Viene richiesta, quindi, da parte del soggetto, attenzione ai particolari e ai dettagli, soprattutto nelle prove più complesse, in cui il target è in bianco e nero (Fig. 19).

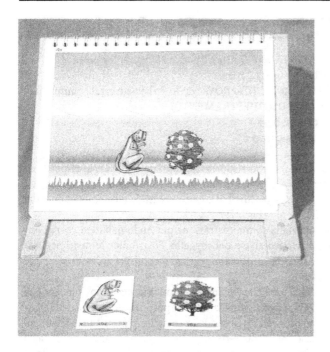

Figura 18. Item FG1

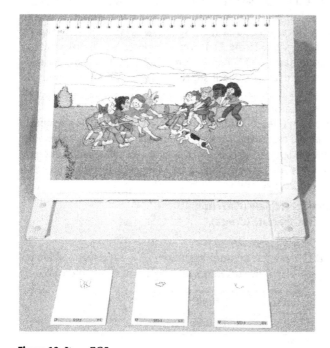

Figura 19. Item FG5

Subtest 2 - "DESIGN ANALOGIES"

- **MATERIALE:** 72 carte-risposta; 18 figure; leggio 1.
- **ETÀ:** 6-10aa, 11-20aa.
- **INTERRUZIONE-PROVA:** dopo 7 risposte errate cumulative.
- **PROVE D'ADDESTRAMENTO:**
  * 6-10aa: item 1
  * 11-20aa: item 8

- **COMPITO RICHIESTO:** selezionare la risposta appropriata tra le carte-risposta, in base alla relazione percepita tra le figure della matrice (modello di riferimento) da completare (Fig. 20). Negli items più difficili il compito prevede il completamento del pattern del modello di riferimento (Fig. 21).
- **SOMMINISTRAZIONE:** iniziate la somministrazione partendo dall'item corrispondente al punto di partenza relativo all'età del soggetto. Posizionate le carte-risposta di fronte al soggetto, in modo che si possano leggere da sinistra a destra le lettere indicate sulle carte-risposta.
- **ISTRUZIONI:** tramite modalità implicite (gestualità, mimica facciale, movimento degli occhi, sguardo) comunicate al soggetto innanzitutto di porre attenzione, sia alle figure rappresentate sulle carte-risposta, sia al modello (matrice/pattern) presentato sul leggio e poi indicare o inserire le carte-risposta negli appositi spazi vuoti della vaschetta sottostante il leggio che corrispondono alle risposte mancanti del modello di riferimento.
  Esempio: Fig. 20 - questo è il primo item (DA1) del subtest (prova d'addestramento per il gruppo d'età 6-10aa). Il soggetto dovrà indicare la carta-risposta mancante (carta B), oppure inserire la carta-risposta nello spazio della vaschetta corrispondente allo spazio vuoto della griglia (carta B). La carta-risposta A è un distrattore.
  Esempio: Fig. 21 - in questo item (DA12) non è permesso l'addestramento. Posizionate le cinque carte-risposta e lasciate che il soggetto risponda mettendo una alla volta le cinque-carte risposta nelle fessure della vaschetta che corrispondono agli spazi vuoti del modello di riferimento.
  Esempio: Fig. 22 - questo item (DA15), come gli items 16 e 17, sono prove a tempo. Il soggetto dovrà posizionare le carte-risposta nelle fessure della vaschetta corrispondenti agli spazi vuoti del modello di riferimento. Il tempo è di 180 secondi: l'esaminatore dopo ogni minuto trascorso dovrà comunicare al soggetto il tempo rimasto a sua disposizione per terminare il compito.
- **PUNTEGGIO:** 1 = **risposta cerchiata (corretta);**
  0 = **risposta sbarrata (errata).**

Eccezioni !!!
Gli items **DA15, DA16, DA17:** assegnate bonus aggiuntivi (Fig. 22) rispetto al tempo impiegato solo se il soggetto risponde correttamente ed entro il tempo indicato.

180 sec.	2 punti
60 sec.	1 punto
30 sec.	0 punti

- **INTERPRETAZIONE**: è una prova di analogia, contenente compiti relativi a concettualizzazioni dello spazio, di disegni e di relazioni rispetto alla posizione. Attraverso l'analogia e il ragionamento induttivo, il soggetto genera regole, formula ipotesi ed analizza in modo percettivo le somiglianze concettuali tra gli elementi al fine di completare la prova. È richiesta la capacità di saper cogliere il particolare e porlo in relazione con l'intero pattern.

Nota: in questa prova è stato riscontrato punteggio basso rispetto alla norma per quei soggetti con tratti impulsivi. Infatti questi soggetti forniscono risposte spesso inesatte, perché tendono a porre l'attenzione solo sul primo elemento in comune con il modello, senza analizzare tutte le possibili carte risposta.

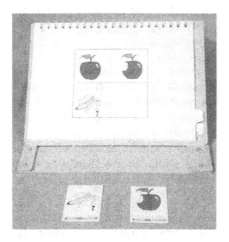

Figura 20. Item DA1

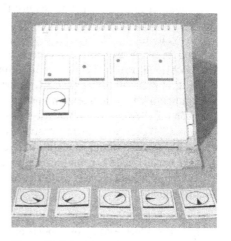

Figura 21. Item DA12

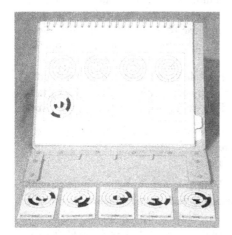

Figura 22. Item DA15

Subtest 3 - "FORM COMPLETION"

- **MATERIALE:** 10 forme gommose (4 quadrati blu e 6 quadrati rossi); 13 carte-risposta; 8 figure; leggio 1- leggio 2.
- **ETÀ:** 2-5aa, 6-10aa, 11-20aa.
- **INTERRUZIONE-PROVA:** dopo 7 risposte errate cumulative.
- **PROVE D'ADDESTRAMENTO:**
  * 2-5aa: item 1
  * 6-10aa: item 6
  *11-20aa: item 9 (leggio 2)

- **COMPITO RICHIESTO:** i primi item richiedono il completamento della figura rispetto al modello dell'esaminatore (Fig. 23) con le forme gommose: il soggetto dovrà accoppiare le forme gommose secondo il modello proposto sul leggio. Nei successivi items, il compito richiesto è quello di riconoscere dalle carte risposta gli stimoli frammentati e porli in relazione con le figure intere proposte sul leggio (Fig. 24).
- **SOMMINISTRAZIONE:** iniziate la somministrazione partendo dall'item corrispondente al punto di partenza relativo all'età del soggetto. Nel caso delle prove di addestramento con le forme gommose, procedete posizionandole in modo casuale di fronte al soggetto. Posizionate le carte-risposta di fronte al soggetto, in modo che possiate leggere da sinistra a destra le lettere indicate sulle carte-risposta.
- **ISTRUZIONI:** tramite modalità implicite (gestualità, mimica facciale, movimento degli occhi, sguardo) comunicare al soggetto innanzitutto di porre attenzione sia alle figure rappresentate sulle carte-risposta sia al modello (matrice/pattern) presentato sul leggio.

Inoltre, fate capire al soggetto che può rispondere scegliendo tra le seguenti alternative:
1) muovere le forme gommose e posizionarle secondo il modello di riferimento (Fig. 23);
2) indicare sul modello di riferimento le figure rappresentate sulle carte-risposta;
3) inserire le carte-risposta negli appositi spazi vuoti della vaschetta sottostante il leggio, corrispondenti alle risposte mancanti del modello di riferimento (Fig. 24).

Esempio: Fig. 23 - questo item (FC1) è la prova d'addestramento per il gruppo d'età 2-5aa. Posizionate in modo casuale le forme gommose (due quadrati blu) di fronte al soggetto e comunicate al soggetto di muovere le forme gommose in modo da accoppiarle secondo il modello di riferimento.

Esempio: Fig. 24 - questo item (FC10) non richiede l'addestramento, pertanto posizionate le carte-risposta di fronte al soggetto, il quale, precedentemente addestrato, dovrà posizionarle una alla volta nelle fessure della vaschetta corrispondenti alle risposte del modello di riferimento.

- **PUNTEGGIO:**   1 = **risposta cerchiata (corretta)**;
                   0 = **risposta sbarrata (errata)**.

- **INTERPRETAZIONE:** è un compito di completamento di figure, che implica flessibilità da parte del soggetto nel porre in relazione le varie parti e l'intero stimolo presentato nel modello dell'esaminatore. In modo deduttivo, il soggetto opera rotazioni mentali, scanning visivo e manipolazioni visuo-spaziali della figura target rispetto alla risposta corretta.

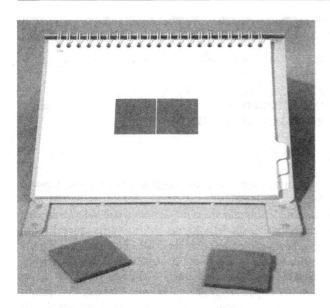

Figura 23. Item FC1

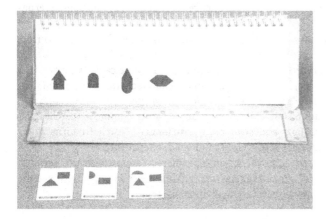

Figura 24. Item FC10

Subtest 4 - "MATCHING"

- **MATERIALE:** 16 forme gommose; 27 carte-risposta; 12 figure; leggio 2.
- **ETÀ:** 2-5aa, 6-10aa.
- **INTERRUZIONE-PROVA:** dopo 5 risposte errate cumulative.
- **PROVE D'ADDESTRAMENTO:**
  * 2-5aa: item 1
  * 6-10aa: item 5

- **COMPITO RICHIESTO:** accoppiare le forme gommose (Fig. 25) o le carte risposta (Fig. 26) rispetto al modello di riferimento.
- **SOMMINISTRAZIONE:** iniziate la somministrazione partendo dall'item corrispondente al punto di partenza relativo all'età del soggetto. Nel caso delle prove d'addestramento con le forme gommose procedete posizionandole in modo casuale di fronte al soggetto. Posizionate le carte-risposta di fronte al soggetto, in modo che possiate leggere da sinistra a destra le lettere indicate sulle carte-risposta.
- **ISTRUZIONI:** tramite modalità implicite (gestualità, mimica facciale, movimento degli occhi, sguardo) comunicare al soggetto innanzitutto di porre attenzione sia alle figure rappresentate sulle carte-risposta sia al modello di riferimento.

Inoltre, fate capire al soggetto che può rispondere scegliendo tra le seguenti alternative:
1) muovere le forme gommose e posizionarle secondo il modello di riferimento (Fig. 25);
2) indicare sul modello di riferimento le figure rappresentate sulle carte-risposta;
4) inserire le carte-risposta negli appositi spazi vuoti della vaschetta sottostante il leggio, corrispondenti alle risposte mancanti del modello di riferimento (Fig. 26).
Esempio: Fig. 25 - in questo item (M3) sono usate le forme gommose (cerchio blu, quadrato blu, triangolo blu). Senza addestramento, posizionate a caso le tre forme gommose e il soggetto dovrà muoverle seguendo il modello di riferimento.
Esempio: Fig. 26 - in questo item (M7) non è permesso l'addestramento, pertanto posizionate le carte-risposta di fronte al soggetto, il quale le inserirà una alla volta nelle fessure della vaschetta corrispondenti al modello di riferimento.

- **PUNTEGGIO:**   1 = risposta cerchiata (corretta);
                   0 = risposta sbarrata (errata).

- **INTERPRETAZIONE:** per induzione il soggetto ha il compito di accoppiare gli stimoli visuo-percettivi. Si esplorano le abilità relative alla discriminazione visuo-spaziale, al riconoscimento, all'analisi percettiva. Tramite il confronto delle figure del modello e delle carte-risposta, il soggetto ha il compito di porre attenzione alle diverse parti (dettagli) dello stimolo, come il numero, l'orientamento delle linee, la forma e il colore.

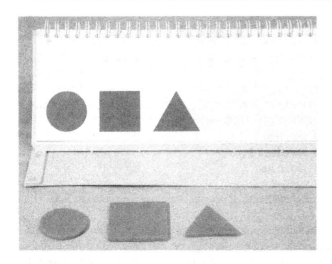

Figura 25. Item M3

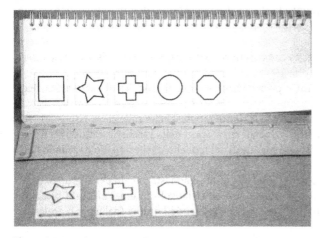

Figura 26. Item M7

Subtest 5 - "SEQUENTIAL ORDER"

- **MATERIALE:** 6 forme gommose; 53 carte-risposta; 13 figure; leggio 2.
- **ETÀ:** 2-5aa, 6-10aa;11-20aa.
- **INTERRUZIONE-PROVA:** dopo 7 risposte errate cumulative.
- **PROVE D'ADDESTRAMENTO:**
  * 2-5aa: item 1
  * 6-10aa: item 3
  * 11-20aa: item 5

- **COMPITO RICHIESTO:** completamento di progressioni logiche di oggetti figurati o disegnati.
- **SOMMINISTRAZIONE:** iniziate la somministrazione partendo dall'item corrispondente al punto di partenza relativo all'età del soggetto. Nel caso delle prove d'addestramento con le forme gommose, procedete posizionandole in modo casuale di fronte al soggetto. Posizionate le carte-risposta di fronte al soggetto, in modo che possiate leggere da sinistra a destra le lettere indicate sulle carte-risposta.
- **ISTRUZIONI:** tramite modalità implicite (gestualità, mimica facciale, movimento degli occhi, sguardo) comunicate al soggetto innanzitutto di porre attenzione sia alle figure rappresentate sulle carte-risposta sia al modello di riferimento.

Inoltre, fate capire al soggetto che può rispondere scegliendo tra le seguenti alternative:
1) muovere le forme gommose e posizionarle secondo il modello di riferimento (Fig. 27);
2) indicare sul modello di riferimento le figure rappresentate sulle carte-risposta;
3) inserire le carte-risposta negli appositi spazi vuoti della vaschetta sottostante il leggio, corrispondenti alle risposte mancanti del modello di riferimento e secondo l'ordine richiesto (Fig. 28).

Esempio: Fig. 27 - questo item (SO1) è la prova d'addestramento per il gruppo d'età di 2-5aa. Posizionate a caso le forme gommose (triangolo grande, medio e piccolo). Comunicate al soggetto di posizionare in fila e seguendo l'ordine (dalle più piccole alle più grandi) le tre forme gommose.

Esempio: Fig. 28 - in questo item (SO6) non è permesso l'addestramento. Posizionate le tre carte-risposta di fronte al soggetto, il quale dovrà inserirle nelle fessure della vaschetta corrispondenti agli spazi vuoti del modello di riferimento.

- **PUNTEGGIO:**   1 = **risposta cerchiata (corretta)**;
                   0 = **risposta sbarrata (errata)**.

- **INTERPRETAZIONE:** mediante il ragionamento induttivo e non verbale, il soggetto individua e completa le progressioni logiche. Si esplorano le competenze di astrazione e generazione di regole collegate a problemi di seriazione o di informazione sequenziale.

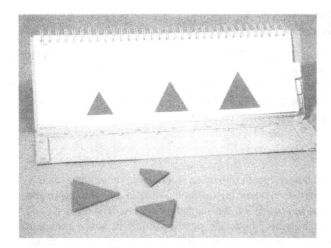

Figura 27. Item SO1

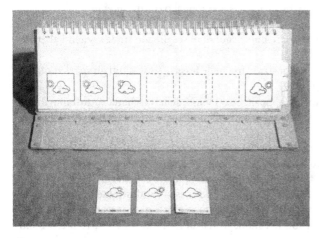

Figura 28. Item SO6

Subtest 6 - "REPEATED PATTERNS"

- **MATERIALE:** 6 forme gommose; 53 carte-risposta; 13 figure; leggio 2.
- **ETÀ:** 2-5aa, 6-10aa;11-20aa.
- **INTERRUZIONE-PROVA:** dopo 6 risposte errate cumulative.
- **PROVE D'ADDESTRAMENTO:**
  * 2-5aa: item 1
  * 6-20aa: item 5

- **COMPITO RICHIESTO:** completamento di pattern ripetuto di stimoli figurati.
- **SOMMINISTRAZIONE:** iniziate la somministrazione partendo dall'item corrispondente al punto di partenza relativo all'età del soggetto. Nel caso delle prove d'addestramento con le forme gommose, procedete posizionandole in modo casuale di fronte al soggetto. Posizionate le carte-risposta di fronte al soggetto, in modo che possiate leggere da sinistra a destra le lettere indicate sulle carte-risposta.
- **ISTRUZIONI:** tramite modalità implicite (gestualità, mimica facciale, movimento degli occhi, sguardo) comunicate al soggetto innanzitutto di porre attenzione, sia alle figure rappresentate sulle carte-risposta, sia al modello di riferimento.

Inoltre, fate capire al soggetto che può rispondere scegliendo tra le seguenti alternative:
1) muovere le forme gommose e posizionarle nelle fessure sottostanti gli spazi vuoti del modello di riferimento (Fig. 29);
2) inserire le carte-risposta negli appositi spazi vuoti della vaschetta sottostante il leggio, corrispondenti alle risposte mancanti del modello di riferimento e secondo l'ordine richiesto (Fig.30).

Esempio: Fig. 29 - in questo item (RP3) non è concesso l'addestramento. Posizionate le due forme gommose di fronte al soggetto in modo casuale. Il soggetto dovrà posizionare le forme gommose alla fine del modello per completare il pattern.

Esempio: Fig. 30 - in questo item (RP8) non è permesso l'addestramento. Posizionate le carte-risposta di fronte al soggetto, il quale dovrà inserirle nelle fessure della vaschetta corrispondenti agli spazi vuoti del modello (carta A, carta B). Le carte B e D sono distrattori.

- **PUNTEGGIO:**   1 = risposta cerchiata (corretta);
                    0 = risposta sbarrata (errata).

- **INTERPRETAZIONE:** questo subtest valuta la capacità del soggetto di individuare e completare un pattern ripetuto di stimoli. È una prova che richiede la capacità del soggetto di astrazione e di determinazione di regole sottostanti le relazioni tra le figure.

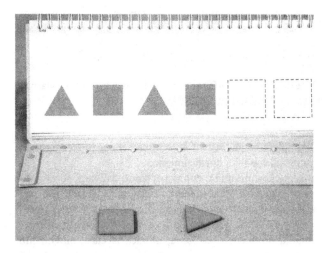

Figura 29. Item RP3

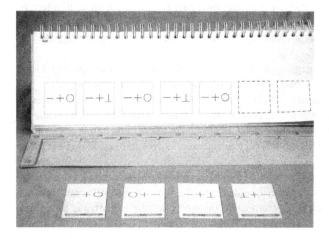

Figura 30. Item RP8

Subtest 7 - "PICTURE CONTEXT"

- **MATERIALE:** 25 carte-risposta; 8 figure; leggio 2
- **ETÀ:** 2-5aa.
- **INTERRUZIONE-PROVA:** dopo 6 risposte errate cumulative.
- **PROVE D'ADDESTRAMENTO:**
  * 2-5aa: item 1.

- **COMPITO RICHIESTO:** completamento visivo. Riconoscere l'oggetto raffigurato sulla carta-risposta, mancante sul modello di riferimento.
- **SOMMINISTRAZIONE:** iniziate la somministrazione partendo dall'item corrispondente al punto di partenza relativo all'età del soggetto. Posizionate le carte-risposta di fronte al soggetto, in modo che possiate leggere da sinistra a destra le lettere indicate sulle carte-risposta.
- **ISTRUZIONI:** tramite modalità implicite (gestualità, mimica facciale, movimento degli occhi, sguardo) comunicate al soggetto innanzitutto di porre attenzione sia alle figure rappresentate sulle carte-risposta sia al modello di riferimento.

Inoltre, fate capire al soggetto che può rispondere scegliendo tra le seguenti alternative:
1) indicare la figura sulla carta-risposta, che va collocata nello spazio tratteggiato sul modello di riferimento (Fig. 31);
2) inserire le carte-risposta negli appositi spazi vuoti della vaschetta sottostante il leggio, corrispondenti alle risposte mancanti del modello di riferimento (Fig. 32).

Esempio: Fig. 31 - questo item (PC2) è il secondo item del subtest in cui è concesso l'addestramento. Posizionate le due carte-risposta di fronte al soggetto e comunicate di indicare la figura rappresentata sulla carta risposta che appartiene allo spazio vuoto tratteggiato nelle due figure del modello di riferimento: il formaggio con il topo e la mela con l'albero di mele.

Esempio: Fig. 32 - in questo item (PC5) non è permesso l'addestramento. Posizionate le carte-risposta di fronte al soggetto, il quale le indicherà o le posizionerà nelle fessure della vaschetta sottostanti gli spazi tratteggiati disegnati in tutte e quattro le figure del modello di riferimento.

- **PUNTEGGIO:** 1 = risposta cerchiata (corretta);
    0 = risposta sbarrata (errata).

- **INTERPRETAZIONE:** mediante il ragionamento deduttivo, il soggetto individua e riconosce le parti mancanti (tratteggiate) del modello di riferimento. Si analizzano le competenze relative alla comprensione della relazione tra uno stimolo ("parte mancante" raffigurata sulla carta-risposta) e l'intero stimolo (il modello di riferimento), le modalità esplorative, le strategie di ricerca e le competenze relative allo scanning visivo e all'organizzazione percettiva del soggetto esaminato.

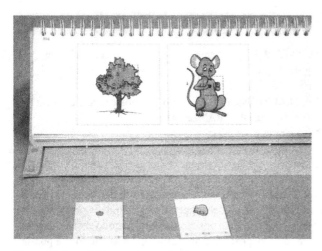

Figura 31. Item PC2

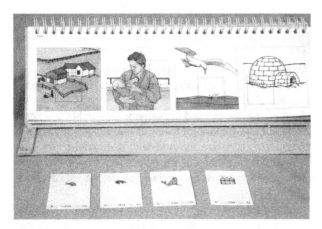

Figura 32. Item PC5

Subtest 8 - "CLASSIFICATION"

- **MATERIALE:** 25 forme gommose; 15 carte-risposta; 11 Figure; leggio 2.
- **ETÀ:** 2-5aa
- **INTERRUZIONE-PROVA:** dopo 5 risposte errate cumulative.
- **PROVE D'ADDESTRAMENTO:**
  * 2-5aa: item 1

- **COMPITO RICHIESTO:** compito di classificazione e categorizzazione di oggetti o disegni geometrici.
- **SOMMINISTRAZIONE:** iniziate la somministrazione partendo dall'item corrispondente al punto di partenza relativo all'età del soggetto. Nel caso delle prove d'addestramento con le forme gommose procedete posizionandole in modo casuale di fronte al soggetto. Posizionate le carte-risposta di fronte al soggetto, in modo che possiate leggere da sinistra a destra le lettere indicate sulle carte-risposta.
- **ISTRUZIONI:** tramite modalità implicite (gestualità, mimica facciale, movimento degli occhi, sguardo) comunicate al soggetto innanzitutto di porre attenzione, sia alle figure rappresentate sulle carte-risposta, sia al modello di riferimento.

Inoltre, fate capire al soggetto che può rispondere scegliendo tra le seguenti alternative:
1) muovere le forme gommose e posizionarle secondo il modello di riferimento;
2) inserire le carte-risposta negli appositi spazi della vaschetta sottostante il leggio, relativi al modello di riferimento (Fig. 33 - Fig. 34).

Esempio: Fig. 33 - questo item (C3) è una prova d'addestramento con le carte per il gruppo d'età di 2-5aa. Posizionate la carta-risposta di fronte al soggetto. Comunicate al soggetto di collocare la carta-risposta (la mela) secondo la classificazione richiesta, annuendo solo se classifica la mela con la banana. Il soggetto dovrà inserire la carta-risposta nella fessura della vaschetta sottostante la figura (banana) del modello di riferimento.

Esempio: Fig. 34 - in questo item (C8) non è permesso l'addestramento. Il soggetto dovrà inserire le carte risposta nelle fessure della vaschetta sottostanti i raggruppamenti di figure geometriche (carta A = bastoncini; carta B = figure geometriche semi-piene).

- **PUNTEGGIO:**   1 = risposta cerchiata (corretta);
                   0 = risposta sbarrata (errata).

- **INTERPRETAZIONE:** è un subtest in cui si analizza la capacità di astrazione del soggetto e si valuta la formazione del concetto (Fig. 33). Viene richiesta da parte del soggetto flessibilità e capacità di shifting per giungere alla risoluzione della prova. Si esplorano le competenze relative al riconoscimento di pattern, alle modalità d'astrazione e di categorizzazione.

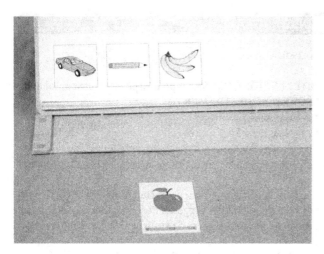

Figura 33. Item C3

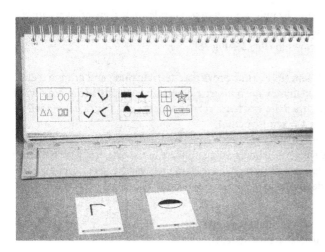

Figura 34. Item C8

Subtest 9 - "PAPER FOLDING"

- **MATERIALE:** 20 carte-risposta; 12 figure; leggio 2.
- **ETÀ:** 6-10aa;11-20aa.
- **INTERRUZIONE-PROVA:** dopo **6** risposte errate cumulative.
- **PROVE D'ADDESTRAMENTO:**
  * 6-10aa: item 1
  * 11-20aa: item 3

- **COMPITO RICHIESTO:** riconoscere un oggetto che, se fosse piegato, rappresenterebbe la risposta esatta.
- **SOMMINISTRAZIONE:** iniziate la somministrazione partendo dall'item corrispondente al punto di partenza relativo all'età del soggetto. Posizionate le carte-risposta di fronte al soggetto, in modo che possiate leggere da sinistra a destra le lettere indicate sulle carte-risposta.
- **ISTRUZIONI:** tramite modalità implicite (gestualità, mimica facciale, movimento degli occhi, sguardo) comunicate al soggetto innanzitutto di porre attenzione, sia alle figure rappresentate sulle carte-risposta, sia al modello di riferimento.

Inoltre, fate capire al soggetto che può rispondere scegliendo tra le seguenti alternative:
1) inserire le carte-risposta negli appositi spazi della vaschetta sottostante il leggio, relativi al modello di riferimento (Fig. 35- Fig 36);
2) indicare la risposta esatta.

Esempio: Fig. 35 - questo item (PF1) è una prova d'addestramento per il gruppo d'età 6-10aa. Comunicate al soggetto di indicare o inserire quella carta-risposta (cerchio diviso con il tratteggio) nella fessura della vaschetta corrispondente alla figura del modello di riferimento (carta risposta A = semi-cerchio).

Esempio: Fig. 36 - in questo item (PF5) non è concesso l'addestramento. Posizionate la carta-risposta di fronte al soggetto, il quale dovrà indicare la risposta esatta sul modello di riferimento o inserire la carta-risposta nella fessura della vaschetta corrispondente ad una delle cinque figure del modello di riferimento (carta-risposta A = cubo con due pallini).

- **PUNTEGGIO:**   1 = risposta cerchiata (corretta);
                    0 = risposta sbarrata (errata).

Eccezioni !!!
Gli items **PF10, PF11, PF12**: assegnate bonus aggiuntivi, rispetto al tempo impiegato, solo se il soggetto risponde correttamente ed entro il tempo indicato.

180 sec.	2 punti
60 sec.	1 punto
30 sec.	0 punti

- **INTERPRETAZIONE:** è un compito di ragionamento deduttivo in cui viene richiesto di riconoscere, attraverso una manipolazione mentale, un oggetto presentato bidimensionalmente (Fig. 35).

Con questa prova si esplorano le abilità visuo-spaziali, le capacità di effettuare manipolazioni mentali per giungere alla risoluzione del compito, il livello di flessibilità e
le abilità nell'utilizzare lo shifting per confrontare l'informazione prima e dopo il
piegamento (folding). Viene richiesta l'abilità nel porre in relazione l'intero stimolo
con una parte attraverso l'attenzione al dettaglio (Fig. 36). In questo subtest si possono osservare alti livelli di manipolazione rispetto all'orientamento spaziale, alle
trasformazioni spaziali, alle rotazioni, all'inversione e alle trasformazioni tridimen-
sionali.

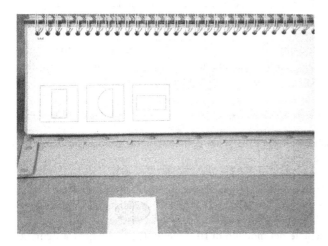

Figura 35. Item PF1

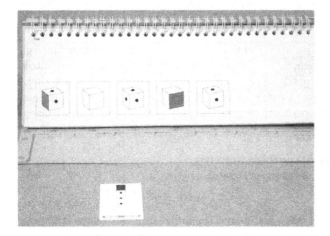

Figura 36. Item PF5

Subtest 10 - "FIGURE ROTATION"

- **MATERIALE:** 20 carte-risposta; 12 figure; leggio 2.
- **ETÀ:** 11-20aa.
- **INTERRUZIONE-PROVA:** dopo 7 risposte errate cumulative.
- **PROVE DI ADDESTRAMENTO:**
  * 11-20aa: item 1

- **COMPITO RICHIESTO:** riconoscere nel modello di riferimento l'oggetto presentato sulla carta-risposta, mediante la rotazione mentale.
- **SOMMINISTRAZIONE:** iniziate la somministrazione partendo dall'item corrispondente al punto di partenza relativo all'età del soggetto. Posizionate le carte-risposta di fronte al soggetto, in modo che possiate leggere da sinistra a destra le lettere indicate sulle carte-risposta.
- **ISTRUZIONI:** tramite modalità implicite (gestualità, mimica facciale, movimento degli occhi, sguardo) comunicate al soggetto innanzitutto di porre attenzione, sia alle figure rappresentate sulle carte-risposta, sia al modello di riferimento.

Inoltre, fate capire al soggetto che può rispondere scegliendo tra le seguenti alternative:
1) inserire le carte-risposta negli appositi spazi della vaschetta sottostante il leggio, relativi al modello di riferimento;
2) indicare la risposta esatta.
   Esempio: Fig. 37 - in questo item (FR3) non è permesso l'addestramento. Posizionate la carta-risposta di fronte al soggetto, il quale dovrà indicare la risposta esatta sul modello di riferimento o inserire la carta-risposta nella fessura della vaschetta relativa ad una delle cinque figure rappresentate nel modello di riferimento (carta A= quarta figura a partire da sinistra).
   Esempio: Fig. 38 - in questo item (FR7) non è permesso l'addestramento. Posizionate la carta risposta di fronte al soggetto, il quale dovrà indicare la risposta esatta sul modello di riferimento o inserire la carta-risposta nella fessura della vaschetta relativa ad una della quattro figure rappresentate nel modello di riferimento (carta A = seconda figura a partire da sinistra).
   Esempio: Fig. 39 - in questo item (FR14) non è concesso l'addestramento. Come gli item 12 e 13 è una prova a tempo. Il soggetto dovrà posizionare la carta-risposta nella fessura della vaschetta corrispondente ad una delle quattro figure del modello di riferimento (carta A = la terza figura a partire sinistra). Il tempo è di 180 secondi: l'esaminatore dopo ogni minuto trascorso dovrà comunicare al soggetto il tempo rimasto a disposizione, per terminare il compito.

- **PUNTEGGIO:**   1 = risposta cerchiata (corretta);
                   0 = risposta sbarrata (errata).

Eccezioni !!!
Gli items **FR12, FR13, FR14:** assegnate bonus aggiuntivi, rispetto al tempo impiegato, solo se il soggetto risponde correttamente ed entro il tempo indicato (Fig. 39).

180 sec.	2 punti
60 sec.	1 punto
30 sec.	0 punti

- **INTERPRETAZIONE:** è un compito di ragionamento deduttivo, in cui viene richiesto di riconoscere, attraverso la rotazione mentale, un oggetto o una figura, presentata bidimensionalmente (Fig. 37) o tridimensionalmente (Fig. 38).
  Con questa prova si esplorano le abilità visuo-spaziali, le capacità di effettuare rotazioni mentali per giungere alla risoluzione del compito, il livello di flessibilità e le abilità rispetto all'organizzazione percettiva e all'attenzione al dettaglio, all'orientamento spaziale delle figure geometriche, alla rotazione e alle variabili relative al colore, alla forma e all'orientamento delle linee (Fig. 39).

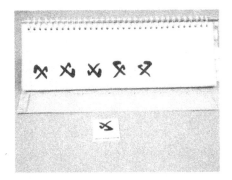

Figura 37. Item FR3

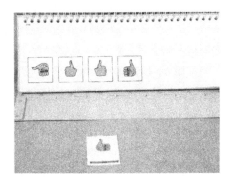

Figura 38. Item FR7

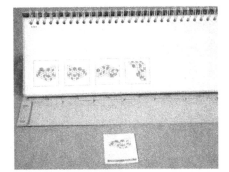

Figura 39. Item FR14

Capitolo 4
Come somministrare i subtest della batteria Attenzione e Memoria (AM)

La batteria "Attenzione–Memoria (AM)", composta da 10 subtest (Fig. 15), esplora le funzione attentive e mnestiche non verbali e fornisce una esaustiva valutazione diagnostica dell'attenzione e della memoria.

Come vedremo successivamente per ogni singolo subtest, le prove sono divise rispetto a tre gruppi di età di riferimento: 2-5 anni, 6-10 anni, 11-20 anni.

Subtest 11 - "ASSOCIATED PAIRS"

- **MATERIALE:** 12 figure; 9 forme gommose; 52 carte-risposta; leggio 3.
- **ETÀ:** 2-5aa, 6-20aa.
- **INTERRUZIONE-PROVA:** dopo 10 risposte errate cumulative.
- **PROVE D'ADDESTRAMENTO:**
  * 2-5aa: item 1;
  * 6-20aa: item 5

- **COMPITO RICHIESTO:** è una prova d'apprendimento di coppie associate (Fig. 40). Al soggetto esaminato, dopo l'esposizione del modello di riferimento per 5/10 sec. (Fig. 41), viene chiesto di ricordare le associazioni di coppie familiari (correlate semanticamente) e casuali, presentate nella tavola precedente (Fig. 42).
- **SOMMINISTRAZIONE:** iniziate la somministrazione partendo dall'item corrispondente al punto di partenza relativo all'età del soggetto. Nel caso delle prove d'addestramento con le forme gommose, procedete posizionandole in modo casuale di fronte al soggetto. Posizionate le carte-risposta di fronte al soggetto, in modo che possiate leggere da sinistra a destra le lettere indicate sulle carte-risposta.

Eccezioni!!!
- Dall'item AP5A la somministrazione prevede un tempo d'esposizione del modello di riferimento di 5-10sec., come indicato su ogni retro pagina relativo al singolo item.

Esposizione di 5 sec.: AP5A, AP6A, AP7A, AP8A.
Esposizione di 10 sec.: AP9A, AP10A, AP11A, AP12A.

- Dall'item AP9B (tavola senza stimoli associati), il soggetto, dopo l'esposizione del modello di riferimento, avrà un massimo di tempo di 20 sec. per fornire le risposte, come indicato sul retro pagina relativo al singolo item.
- **ISTRUZIONI:** tramite modalità implicite (gestualità, mimica facciale, movimento degli occhi, sguardo) comunicate al soggetto innanzitutto di porre attenzione, sia alle figure rappresentate sulle carte-risposta, sia al modello di riferimento.

Inoltre, fate capire al soggetto che può rispondere scegliendo tra le seguenti alternative:
1) inserire le forme gommose negli appositi spazi della vaschetta sottostante il leggio, relativi al modello di riferimento o indicare lo spazio vuoto in cui la forma gommosa va collocata (Fig. 40);
2) inserire la/e carta/e risposta negli appositi spazi della vaschetta sottostante il leggio (Fig. 42).
   Esempio: Fig. 40 - questo item (AP1) è una prova d'addestramento per il gruppo d'età 2-5aa. Posizionate la forma gommosa (cerchio rosso) di fronte al soggetto ed istruitelo nel compito richiesto. Il soggetto esaminato dovrà indicare lo spazio vuoto, in cui il cerchio rosso va collocato.
   Esempio: Fig. 41 - in questo item (AP7A) non è concesso l'addestramento. Esponete il modello per 5 sec. e poi voltate pagina (AP7B).

Esempio: Fig. 42 - posizionate le 4 carte-risposta di fronte al soggetto, il quale dovrà ricordare le coppie associate (familiari e casuali) presentate per 5 sec. nella tavola precedente (AP7A). Quindi inserirà le carte-risposta nelle fessure della vaschetta corrispondenti alle figure target del modello di riferimento.

- **PUNTEGGIO:**   1 = **risposta cerchiata (corretta);**
  0 = **risposta sbarrata (errata).**

- **INTERPRETAZIONE:** in questa prova si esplorano le abilità del soggetto di ricordare le corrette associazioni di stimoli, ad esempio coppie familiari (forchetta-cucchiaio) e coppie casuali (orologio-penna). La performance richiede l'uso della memoria immediata e la capacità di porre attenzione a stimoli simultanei.

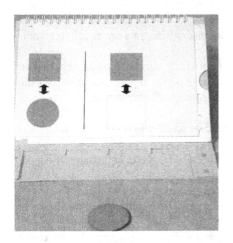

Figura 40. Item AP1

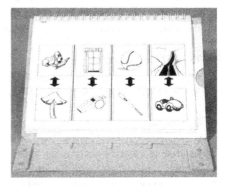

Figura 41. Item AP7A

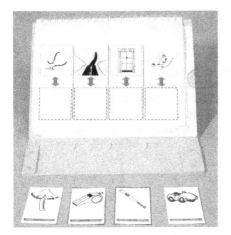

Figura 42. Item AP7B

Subtest 12 - "IMMEDIATE RECOGNITION"

- **MATERIALE:** 32 figure; 57 carte-risposta; leggio 3.
- **ETÀ:** 4-10aa
- **INTERRUZIONE-PROVA:** dopo 8 risposte errate cumulative.
- **PROVE D'ADDESTRAMENTO:**
  * 4-10aa: item 1

- **COMPITO RICHIESTO:** è una prova di discriminazione e riconoscimento differito di elementi di una figura, esposta precedentemente per 5 sec. (Fig. 43). Al soggetto esaminato, infatti, è richiesta l'abilità nel ricordare e discriminare la carta raffigurante l'oggetto mancante in un modello incompleto (Fig. 44).
- **SOMMINISTRAZIONE:** iniziate la somministrazione partendo dall'item corrispondente al punto di partenza relativo all'età del soggetto. Posizionate le carte-risposta di fronte al soggetto, in modo che possiate leggere da sinistra a destra le lettere indicate sulle carte-risposta.
- **ISTRUZIONI:** tramite modalità implicite (gestualità, mimica facciale, movimento degli occhi, sguardo) comunicate al soggetto innanzitutto di porre attenzione sia alle figure rappresentate sulle carte-risposta sia al modello di riferimento.

Inoltre, fate capire al soggetto che può rispondere scegliendo tra le seguenti alternative:
1) inserire le carte-risposta negli appositi spazi della vaschetta sottostante il leggio, relativi al modello di riferimento;
2) indicare la risposta esatta tra quelle presentate sulle carte-risposta.
Esempio: Fig. 43 - in questo item (IR2A) non è permesso l'addestramento. Esponete il modello per 5 sec. e poi voltate pagina (IR2B).
Esempio: Fig. 44 - posizionate le 3 carte-risposta di fronte al soggetto, il quale dovrà ricordare il modello precedentemente presentato per 5 sec. (IR2A). Indicherà quindi la carta-risposta esatta (carta B), oppure la inserirà nella vaschetta del leggio.

- **PUNTEGGIO:**   1 = **risposta cerchiata (corretta);**
  0 = **risposta sbarrata (errata).**

- **INTERPRETAZIONE:** Si valuta l'attenzione per gli stimoli simultanei e la memoria (recognition) a breve termine: infatti il soggetto esaminato dovrà ricordare e riconoscere l'oggetto mancante in un modello incompleto, a distanza di un breve periodo di tempo (5 sec.). Questa è una prova di recognition (e non di recall), in quanto gli elementi mancanti sono presentati con le carte-risposta.

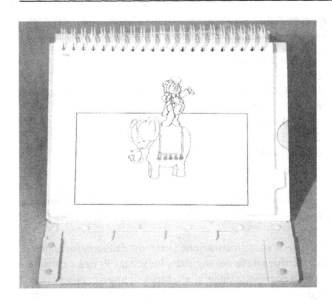

Figura 43. Item IR2A

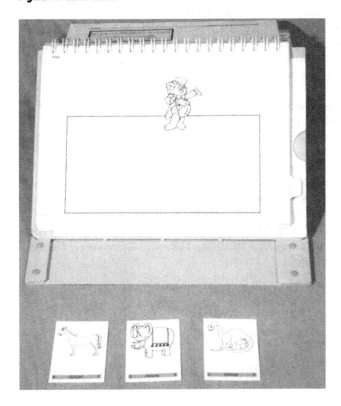

Figura 44. Item IR2B

Subtest 13 - "FORWARD MEMORY"

- **MATERIALE:** 6 figure; leggio 3.
- **ETÀ:** 2-5aa; 6-10aa; 11-20aa.
- **INTERRUZIONE-PROVA:** dopo **6 sequenze** errate cumulative.
- **PROVE D'ADDESTRAMENTO:**
  * 2-5aa: item1
  * 6-10aa: item 3
  * 11-20aa: item 5

- **COMPITO RICHIESTO:** è una prova in cui è richiesto di ricordare il corretto ordine di presentazione di una sequenza di oggetti figurati indicati dall'esaminatore (Fig. 45).
- **SOMMINISTRAZIONE:** iniziate la somministrazione partendo dall'item corrispondente al punto di partenza relativo all'età del soggetto. Indicate, con una penna, la sequenza mostrata sulla scheda di registrazione, alla velocità di una figura/secondo.
- **ISTRUZIONI:** tramite modalità implicite (gestualità, mimica facciale, movimento degli occhi, sguardo) comunicate al soggetto di riprodurre con l'indicazione la sequenza di figure, rispettando l'ordine di presentazione.
  Esempio: Fig. 45 - questo item (FM3) è una prova d'addestramento per il gruppo d'età 6-10aa. Istruite il soggetto nel compito richiesto (ripetere la sequenza di figure secondo l'ordine indicato dall'esaminatore). Indicate una figura al secondo, seguendo il modello indicato sulla scheda di registrazione.

- **PUNTEGGIO:** 1 = sequenza corretta (secondo l'ordine mostrato sulla scheda di registrazione);
  0 = sequenza errata.

- **INTERPRETAZIONE:** è sia una prova che riflette i processi cognitivi sottostanti i compiti d'ordine sequenziale sia una prova di interferenza, in quanto sono utilizzate le stesse figure nelle diverse prove del subtest. Si esplora lo span di memoria sequenziale (span diretto) e l'attenzione prolungata; manifestano evidenti cadute in queste prove quei soggetti i quali tendono a rispondere in modo impulsivo, a non prestare attenzione all'intera sequenza, focalizzandosi solo sulla prima e/o l'ultima figura indicata dall'esaminatore.

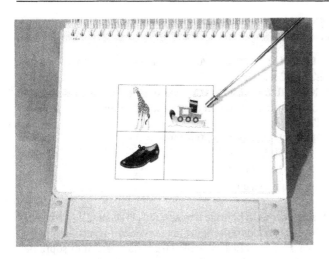

Figura 45. Item FM3

Subtest 14 - "ATTENTION SUSTAINED"

- **MATERIALE:** libricino A, B, C; penna; cronometro.
- **ETÀ:** 2-3aa, 4-5aa, 6-20aa.
- **INTERRUZIONE-PROVA:** interrompete la prova solo se il soggetto esaminato non comprende il compito dopo le prove d'addestramento.
- **PROVE D'ADDESTRAMENTO:**
  * 2-3aa: libricino A
  * 4-5aa: libricino B
  * 6-20aa: libricino C

- **COMPITO RICHIESTO:** è una prova di barrage a tempo (30-60 secondi). Al soggetto esaminato viene richiesto di individuare le figure in sequenza (oggetti, animali e figure geometriche - Fig. 46, Fig. 47) uguali a quella target stampata al di sopra del riquadro di ogni foglio del libricino (relativo all'età corrispondente del soggetto esaminato) e di sbarrarle con un segno.
- **SOMMINISTRAZIONE:** iniziate la somministrazione dall'item corrispondente al punto di partenza relativo all'età del soggetto. Posizionate il libricino di fronte al soggetto, e sedetevi accanto a lui. Presentate una pagina alla volta per un tempo di 30-60 sec. Dopo aver somministrato la prima pagina, ritornate alla prova d'addestramento della seconda pagina. Ripetete lo stesso procedimento per ogni pagina del libricino.
- **ISTRUZIONI:** tramite modalità implicite (gestualità, mimica facciale, movimento degli occhi, sguardo) comunicate al soggetto di porre attenzione alla figura target rappresentata sulla parte superiore di ogni foglio del singolo libricino. Comunicate poi al soggetto esaminato di segnare con la penna tutte le figure uguali al target richiesto.

Esempio: Fig. 46 - in questa prova (AS1) relativa al gruppo d'età 2-3aa, dopo le prove d'addestramento riportate nello stesso libricino (Libricino A), il soggetto dovrà cancellare con la penna le figure uguali al target presentato in alto al riquadro ("omino").

Esempio: Fig. 47 - in questa prova (AS9) relativa al gruppo d'età 6-20aa, dopo le prove d'addestramento riportate nello stesso libricino (Libricino C), il soggetto dovrà cancellare con la penna le figure uguali al target presentato in alto al riquadro ("quadrato").

- **INTERPRETAZIONE:** questa è una prova di cancellatura (barrage) che esplora l'attenzione visiva prolungata. La performance richiede uno scanning visivo, un adeguato livello di vigilanza e di attenzione focalizzata. In questa prova si può osservare il fenomeno di inattenzione visiva unilaterale (neglet visivo), nel caso in cui ci fosse un'evidente differenza tra le risposte (cancellature) del lato destro e sinistro: infatti se fosse coinvolto l'emisfero dx, gli items della parte sx della pagina saranno meno accurati e viceversa, indicando con questo fenomeno un deficit attenzionale lateralizzato.

- **PUNTEGGIO:**
  1) contare il numero totale dei segni;
  2) contare il numero totale di risposte corrette;
  3) sottrarre il numero totale di risposte corrette al numero totale di segni, per ottenere il numero totale degli errori;
  4) sottrarre il numero totale di errori dal numero totale di risposte corrette per ottenere il punteggio grezzo corretto.

Tabella 2. Il numero di risposte corrette e il tempo di esposizione per ogni item del subtest Attention Sustained (AS)

Numero di risposte corrette per ogni pagina		Numero di secondi di esposizione
LIBRICINO A		
Parte 1-AS1	7	30
Parte 2-AS2	10	30
Parte 3-AS3	23	30
Parte 4-AS4	24	30
LIBRICINO B		
Parte 1-AS5	14	30
Parte 2-AS6	20	30
Parte 3-AS7	20	30
Parte 4-AS8	20	60
LIBRICINO C		
Parte 1-AS9	32	30
Parte 2-AS10	64	30
Parte 3-AS11	69	60
Parte 4-AS12	52	60

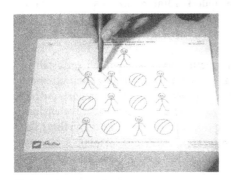

Figura 46. Prova AS1

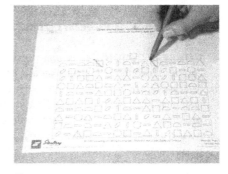

Figura 47. Prova AS9

Subtest 15 - "REVERSE MEMORY"

- **MATERIALE:** 3 figure; leggio 3.
- **ETÀ:** 6-20aa.
- **INTERRUZIONE-PROVA:** dopo **6 sequenze** errate cumulative.
- **PROVE D'ADDESTRAMENTO:**
  * 6-20aa: item 1

- **COMPITO RICHIESTO:** è una prova in cui è richiesto di ricordare il corretto ordine **inverso** di presentazione di una sequenza di oggetti figurati indicati dall'esaminatore (Fig. 48).
- **SOMMINISTRAZIONE:** iniziate la somministrazione partendo dall'item corrispondente al punto di partenza relativo all'età del soggetto. Con una penna, indicate la sequenza mostrata sulla scheda di registrazione, alla velocità di una figura al secondo.
- **ISTRUZIONI:** tramite modalità implicite (gestualità, mimica facciale, movimento degli occhi, sguardo) comunicate al soggetto di riprodurre con l'indicazione la sequenza **inversa** di figure rispettando l'ordine di presentazione.
  Esempio: Fig. 48 - questo item (RM1) è una prova d'addestramento per il gruppo d'età 6-20aa. Istruite il soggetto nel compito richiesto (ripetere la sequenza di figure secondo l'ordine inverso a quello indicato dall'esaminatore). Indicate una figura al secondo seguendo il modello indicato sulla scheda di registrazione.

- **PUNTEGGIO:**   1 = **sequenza corretta (secondo l'ordine mostrato sulla scheda di registrazione);**
  0 = **sequenza errata.**

- **INTERPRETAZIONE:** è sia una prova che riflette i processi cognitivi sottostanti i compiti d'ordine sequenziale sia una prova di interferenza, in quanto sono utilizzate le stesse figure nelle diverse prove del subtest. Fornisce un contrasto importante con il subtest 13. Si esplora lo span di memoria sequenziale (span inverso) e l'attenzione prolungata: manifestano evidenti cadute in queste prove quei soggetti i quali tendono a rispondere in modo impulsivo, a non prestare attenzione all'intera sequenza, focalizzandosi solo sulla prima e/o l'ultima figura indicata dall'esaminatore.

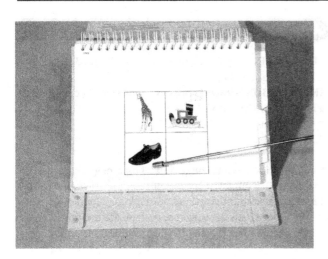

Figura 48. Item RM1

Subtest 16 - "VISUAL CODING"

- **MATERIALE:** 13 figure; 62 carte-risposta; leggio 3.
- **ETÀ:** 6-10aa; 11-20aa.
- **INTERRUZIONE-PROVA:** dopo 6 risposte errate cumulative.
- **PROVE D'ADDESTRAMENTO:**
  * 6-10aa: item 1
  * 11-20aa: item 5

- **COMPITO RICHIESTO:** è una prova d'associazione di simboli a oggetti geometrici (Fig. 49), a oggetti figurati (Fig. 50), a numeri.
- **SOMMINISTRAZIONE:** iniziate la somministrazione partendo dall'item corrispondente al punto di partenza relativo all'età del soggetto. Posizionate le carte-risposta di fronte al soggetto, in modo che possiate leggere da sinistra a destra le lettere indicate sulle carte-risposta.
- **ISTRUZIONI:** tramite modalità implicite (gestualità, mimica facciale, movimento degli occhi, sguardo) comunicate al soggetto di porre attenzione al modello di riferimento, che propone i simboli accoppiati con target (oggetti figurati, figure geometriche, numeri).

Inoltre, fate capire al soggetto che può rispondere scegliendo tra le seguenti alternative:
1) inserire le carte-risposta negli appositi spazi della vaschetta sottostante il leggio, relativi al modello di riferimento;
2) indicare l'esatta locazione dove la carta-risposta andrebbe posizionata.
Esempio: Fig. 49 - questo item (VC2) è una prova d'addestramento per il gruppo d'età 6-10aa. Istruite il soggetto al compito richiesto. Posizionate le carte-risposta di fronte al soggetto il quale, seguendo il modello di riferimento, dovrà accoppiare le figure rappresentate sulle carte-risposta con quelle riportate sul modello.
Quindi risponderà collocando le singole carte-risposta nelle apposite fessure della vaschetta corrispondenti agli spazi vuoti del modello.
Esempio: Fig. 50 - in questo item (VC6) non è permesso l'addestramento. Posizionate le 6 carte-risposta di fronte al soggetto, il quale sceglierà le 4 carte che collocherà nelle fessure della vaschetta corrispondenti al target richiesto.

- **PUNTEGGIO:**   1 = risposta cerchiata (corretta);
  0 = risposta sbarrata (errata).

- **INTERPRETAZIONE:** questa prova richiede un ragionamento di tipo induttivo e riflette i processi sottostanti la working memory. Si esplora la capacità di porre in relazione due figure, di astrarre e generare regole, le modalità di organizzazione ed elaborazione, la capacità di eseguire operazioni di shifting (spostamento) tra le figure di riferimento ed i relativi target da accoppiare. Nelle prove di maggiore difficoltà, viene misurata la persistenza e l'attenzione prolungata agli stimoli simultanei.

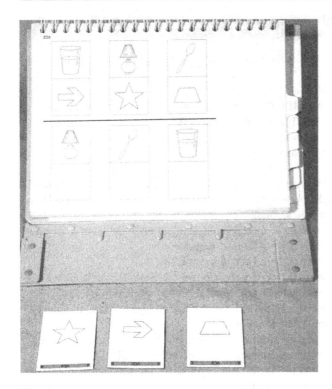

Figura 49. Item VC2

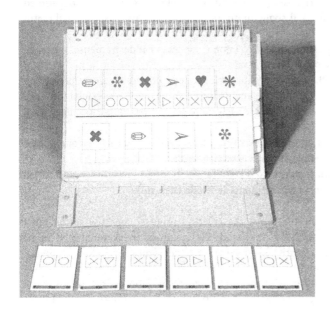

Figura 50. Item VC6

Subtest 17 - "SPATIAL MEMORY"

- **MATERIALE:** 20 figure; 13 carte; 5 griglie di risposta; leggio 3.
- **ETÀ:** 6-10aa; 11-20aa.
- **INTERRUZIONE-PROVA:** dopo **6 items** errati cumulativi.
- **PROVE D'ADDESTRAMENTO:**
  * 6-10aa: item 1
  * 11-20aa: item 3

- **COMPITO RICHIESTO:** il compito prevede il posizionamento di carte-risposte negli appositi spazi della griglia presentata al soggetto esaminato, dopo l'esposizione del modello di riferimento per 10 secondi.
- **SOMMINISTRAZIONE:** iniziate la somministrazione partendo dall'item corrispondente al punto di partenza relativo all'età del soggetto:
  a) esponete il modello di riferimento per 10 secondi (Fig. 51)
  b) voltate pagina (coprendo il target) e posizionate sul tavolo la griglia bianca e le carte-risposta collocandole tra la griglia e il soggetto esaminato (Fig. 52).
- **ISTRUZIONI:** tramite modalità implicite (gestualità, mimica facciale, movimento degli occhi, sguardo) comunicate al soggetto di:
  1) porre attenzione alla posizione delle figure sul modello di riferimento (Fig. 53);
  2) riportare le carte-risposta negli appositi spazi della griglia (Fig. 54).
  Esempio: Fig. 51 - questo item (SM1A) è una prova d'addestramento. Esponete il modello per 10 secondi e poi voltate pagina.
  Esempio: Fig. 52 - SM1B: dopo aver coperto il modello precedentemente presentato (SM1A), posizionate la carta-risposta (cane) e una griglia (SM1) di fronte al soggetto ed istruitelo nel compito richiesto. Il soggetto dovrà collocare la carta-risposta nell'esatto spazio sulla griglia.
  Esempio: Fig. 53 - in questo item (SM7A) non è concesso l'addestramento. Esponete il modello per 10 secondi e poi voltate pagina.
  Esempio: Fig. 54 - SM7B: dopo aver coperto il modello precedentemente presentato (SM7A), posizionate le 4 carte-risposta (cane, sedia, pecora e mela) e la griglia (SM3) di fronte al soggetto, il quale dovrà collocare le carte-risposta nell'esatto spazio sulla griglia.

- **PUNTEGGIO:** 1 = **item completato correttamente (se tutte le carte-risposte sono state posizionate correttamente)**;
              0 = **item incompleto o completato in modo inesatto (se una carta-risposta è posizionata in modo inesatto).**

- **INTERPRETAZIONE:** è sia una prova che riflette i processi cognitivi sottostanti i compiti relativi allo span di memoria spaziale sia una prova di interferenza, in quanto sono utilizzate le stesse figure nelle diverse prove del subtest. Si esplora lo span di memoria immediata, lo span di memoria visuo-spaziale e l'attenzione per gli stimoli simultanei. Si valuta inoltre se il soggetto è in grado di elaborare e di organizzarsi in modo flessibile e di seguire operazioni di spostamento (shifting), per il corretto completamento della sequenza.

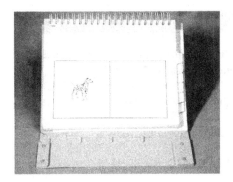

Figura 51. Item SM1A

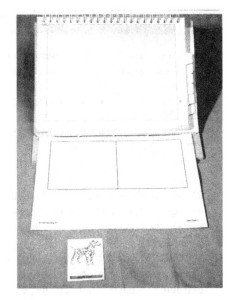

Figura 52. Item SM1B

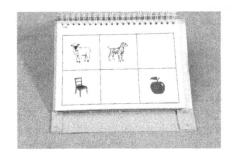

Figura 53. Item SM7A

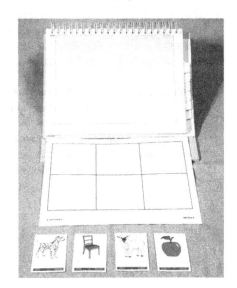

Figura 54. Item SM7B

Subtest 18 - "DELAYED PAIRS"

Questo subtest dovrà essere somministrato nella stessa sessione di testing del subtest 11 "Associated Pairs", a distanza di un tempo minimo di 30 minuti.

- MATERIALE: 12 figure; 46 carte; leggio 3.
- ETÀ: 6-20aa.
- INTERRUZIONE-PROVA: dopo 10 risposte errate cumulative.
- PROVE D'ADDESTRAMENTO: NESSUNA !!!

- COMPITO RICHIESTO: è una prova d'apprendimento di coppie associate (Fig. 55). Al soggetto esaminato, non viene presentato il modello di riferimento come nel subtest 11, ma viene chiesto di ricordare le associazioni presentate nel subtest 11-Associated Pairs.
- SOMMINISTRAZIONE: iniziate la somministrazione partendo dall'item corrispondente al punto di partenza relativo all'età del soggetto. Posizionate le carte-risposta di fronte al soggetto, in modo che possiate leggere da sinistra a destra le lettere indicate sulle carte-risposta.

Eccezioni!!!
- Dall'item DP9A, il soggetto avrà un tempo massimo di **20 sec.** per fornire le risposte, come indicato sul retro pagina relativo al singolo item.
- ISTRUZIONI: tramite modalità implicite (gestualità, mimica facciale, movimento degli occhi, sguardo) comunicate al soggetto innanzitutto di porre attenzione, sia alle figure rappresentate sulle carte-risposta, sia a quelle rappresentate sul modello.
  Comunicate al soggetto esaminato di inserire la/e carta/e risposta negli appositi spazi della vaschetta sottostante il leggio (Fig. 55).
  Esempio: Fig. 55 - DP5: posizionate le due carte-risposta (tavolo, acquario) di fronte al soggetto, il quale dovrà inserirle nelle fessure della vaschetta corrispondenti alle figure target del modello (acquario-pesce; tavolo-piatto/stoviglie).

- PUNTEGGIO: 1 = risposta cerchiata (corretta);
              0 = risposta sbarrata (errata).

- INTERPRETAZIONE: in questa prova si esplora l'efficienza del recupero dell'informazione, mantenuta in memoria per un periodo minimo di 30 minuti. La performance richiede l'uso dell'attenzione a stimoli simultanei e della memoria differita a lungo termine.

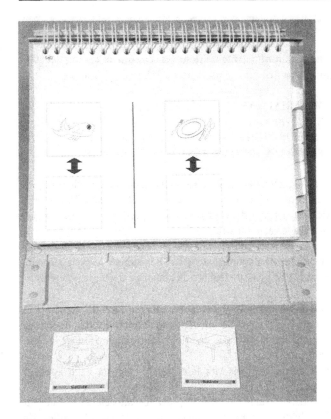

Figura 55. Item DP5

Subtest 19 - "DELAYED RECOGNITION"

Questo subtest dovrà essere somministrato nella stessa sessione di testing del subtest 12 "Immediate Recognition", a distanza di un tempo minimo di 30 minuti.

- **MATERIALE:** 16 figure; 57 carte; leggio 3.
- **ETÀ:** 4-10aa.
- **INTERRUZIONE-PROVA:** dopo 8 risposte errate cumulative.
- **PROVE D'ADDESTRAMENTO: NESSUNA !!!**

- **COMPITO RICHIESTO:** al soggetto esaminato è richiesto di ricordare e discriminare le figure/oggetti mancanti nel riquadro. Non viene presentato il modello di riferimento completo ma è richiesto di ricordare le associazioni, presentate nel subtest 12, tra le figure stimolo e una tra le carte mostrate.
- **SOMMINISTRAZIONE:** iniziate la somministrazione partendo dall'item corrispondente al punto di partenza relativo all'età del soggetto. Posizionate le carte-risposta di fronte al soggetto, in modo che possiate leggere da sinistra a destra le lettere indicate sulle carte-risposta.
- **ISTRUZIONI:** tramite modalità implicite (gestualità, mimica facciale, movimento degli occhi, sguardo) comunicate al soggetto innanzitutto di porre attenzione sia alla figura-target rappresentata in alto al riquadro del modello di riferimento sia le figure delle carte-risposta (Fig. 56).

  Comunicate al soggetto esaminato di inserire la/e carta/e risposta negli appositi spazi della vaschetta sottostante il leggio.

  Esempio: Fig. 56 – DR2B: posizionate le tre carte-risposta (cavallo, elefante, dinosauro) di fronte al soggetto il quale dovrà indicare la carta risposta (carta B) o collocarla nelle fessure della vaschetta sottostante il modello.

- **PUNTEGGIO:**   1 = risposta cerchiata (corretta);
                   0 = risposta sbarrata (errata).

- **INTERPRETAZIONE:** in questa prova si esplora l'efficienza del recupero dell'informazione, mantenuta in memoria per un periodo minimo di 30 minuti. La performance richiede l'uso del magazzino di memoria a lungo termine.

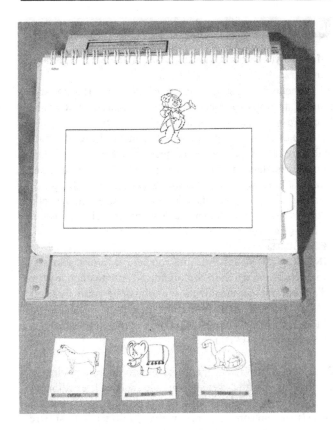

Figura 56. Item DR2B

Subtest 20 - "ATTENTION DIVIDED"

- **MATERIALE:** 3 pannelli (AD1, AD2, AD3); 7 carte-stimolo.; un mazzo di carte numerate 1-20.
  Ogni pannello, su cui sono raffigurate delle figure (figure-target e figure-distrattori), va inserito all'interno di un contenitore allegato nella parte posteriore del leggio. Il contenitore è formato da 20 finestre da cui, una volta inserito il pannello, il soggetto potrà visualizzare sia le figure target sia quelle distrattori. Per cambiare la posizione del pannello fino a sette volte (7 posizioni), fatelo scorrere all'interno del contenitore. In questo modo il soggetto, in ognuna delle posizioni, visualizzerà le stesse figure ma collocate diversamente e in numero diverso rispetto alla precedente posizione (Fig. 57).
- **ETÀ:** 6-20aa.
- **INTERRUZIONE-PROVA:** interrompete la prova solo se il soggetto esaminato non comprende il compito dopo le prove d'addestramento, altrimenti somministrate tutto il subtest (AD1, AD2, AD3, AD4) senza interruzione.
- **PROVE DI ADDESTRAMENTO (non hanno punteggio)**
  * 6-20aa: item 1 (AD1)

- **COMPITO RICHIESTO:** in questa prova il soggetto esaminato dovrà eseguire due compiti alternativamente: indicare figure target sul pannello scorrevole e ordinare le carte numerate. Visto il duplice compito richiesto in questa prova, è possibile facilitare la comunicazione delle istruzioni con il supporto verbale, utilizzando frasi estremamente concise e accompagnando sempre le modalità verbali con la gestualità, il pointing ed altre modalità non verbali.

- **PROVA D'ADDESTRAMENTO**
  1) inserite il pannello (AD1) all'interno del riquadro, sulla prima posizione, ovvero collocando il pannello interamente all'interno del contenitore;
  2) posizionate la carta-stimolo (la mela rossa) di fronte al soggetto (tra il leggio e il soggetto) e comunicategli di indicare sul leggio tutte le figure uguali a quella della carta presentata (Fig. 57);
  3) quando il soggetto ha terminato l'indicazione delle figure sul pannello, posizionate in modo casuale le carte numerate sul tavolo, rivolte con la faccia verso l'alto e comunicate al soggetto di ordinare le carte secondo l'ordine numerico (Fig. 58);
  4) mentre il soggetto ordina le carte, voi avete 4-5 secondi per far scorrere il pannello nella seconda posizione (il pannello contiene 7 posizioni);
  5) scaduti i 5 secondi, chiedere nuovamente al soggetto di ripetere i compiti: indicare le figure sul pannello e ordinare le carte numerate sul tavolo, da voi precedentemente rimischiate;
  6) complessivamente per la prova di addestramento avete 4 minuti, per insegnare al soggetto esaminato l'alternanza dei compiti.

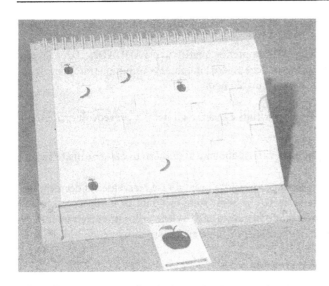

Figura 57. Prova d'addestramento – item AD1

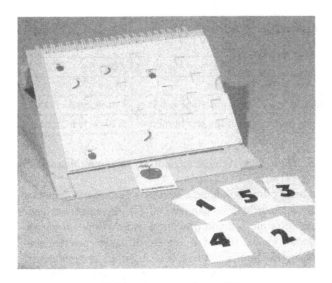

Figura 58. Prova d'addestramento – item AD1

<u>Non iniziate la somministrazione se il soggetto non ha compreso il compito dopo le prove di addestramento!</u>

- SOMMINISTRAZIONE:
  Iniziate la somministrazione dall'item AD1 solo se il soggetto esaminato nella prova d'addestramento è stato in grado di alternare i compiti richiesti. In caso contrario, se

il soggetto non ha compreso il compito dopo le prove d'addestramento, interrompete la prova.

Il subtest Attention Divided (AD) comprende quattro items AD1, AD2, AD3, AD4 e, a differenza dei precedenti subtests, deve essere interamente somministrato, a prescindere dai punteggi ottenuti in ogni singolo item.

• PUNTEGGIO

Il criterio di scoring è identico per tutti e quattro gli items e prevede due differenti punteggi:

a) Un punteggio, per ogni item, corrispondente al numero di carte ordinate secondo l'ordine numerico:
   È concesso di ordinare le carte numerate in modo sia crescente sia decrescente. Vengono contate tutte le carte che sono state ordinate in modo consecutivo: es.:"2…4-5-6….9" totalizzando in questo caso 3 carte ordinate correttamente.

b) Un punteggio, per ogni item, corrispondente al numero di figure identificate correttamente:
   Non annotate le risposte errate od omesse.

Ogni item richiede un tempo massimo per la somministrazione e un differente numero di carte da utilizzare (Tab. 3).

Tabella 3. Il numero di carte numerate ed il tempo di somministrazione di ogni item del subtest Attention Divided (AD)

AD1	AD2	AD3	AD4
30 sec	30 sec.	30 sec.	60 sec.
1 posizione = 4-5 sec.	1 posizione = 4-5 sec.	1 posizione = 4-5 sec.	1 posizione = 8-9 sec.
1-10 carte numerate	1-15 carte numerate	1-20 carte numerate	1-20 carte numerate

ITEM -AD1- (Fig. 59): **Nel primo item, avete 30 secondi per la somministrazione (Tab. 3).**

Collocate il pannello AD2 nella prima posizione e fornite la carta target (autobus giallo) al soggetto, in modo tale che indicherà sul pannello tutte le figure uguali a quella presentata sulla carta. In questo primo compito (pointing) non c'è limite di tempo. Annotate sulla scheda di registrazione del subtest, il numero di figure correttamente identificate e, nel caso in cui il soggetto indichi più volte la stessa figura corretta, considerate valida una sola indicazione. Mentre il soggetto indica le figure sul pannello, siate pronti a fornirgli il mazzo mischiato di 10 carte. Dopo aver indicato le figure il soggetto avrà 4-5 secondi per ordinare le 10 carte numerate (Fig. 59), tempo in cui voi sposterete il pannello nella seconda posizione. Continuate in questo modo fino alla settima posizione, annotando ogni volta sia il numero di carte ordinate sia il numero di figure correttamente identificate. **Attenzione !!! Cronometrate il tempo (4-5 sec.) solo per il compito relativo al riordino delle carte numerate.**

Esempio: MC, di 9aa, nel primo item AD1, ha ottenuto i seguenti punteggi grezzi:

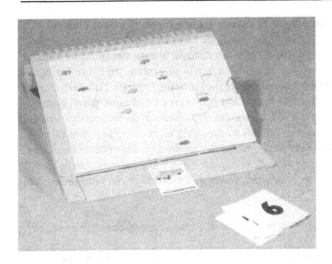

Figura 59. Item AD1

N° di figure correttamente indicate	N° di carte ordinate
15	9

Annotate i seguenti punteggi nelle apposite caselle riferite al primo item AD1 nella scheda di registrazione del medesimo subtest.

ITEM -AD2-: Nel secondo item, avete 30 secondi per la somministrazione (Tab.3)
Collocate il pannello AD2 nella prima posizione e fornite la carta target (macchina viola dei pompieri) al soggetto, in modo tale che indicherà sul pannello tutte le figure uguali a quella presentata sulla cartolina. Mentre il soggetto indica le figure sul pannello siate pronti a fornirgli il mazzo mischiato di 15 carte. Dopo aver indicato le figure il soggetto avrà 4-5 secondi per ordinare le 15 carte numerate, tempo in cui voi sposterete il pannello nella seconda posizione. Scaduto il tempo, interrompete il soggetto e invitatelo ad indicare le figure sul pannello nella nuova posizione. Continuate in questo modo fino alla settima posizione, annotando ogni volta sia le carte numerate ordinate sia le figure indicate. **Attenzione !!! Cronometrate il tempo (4-5 sec.) solo per il compito relativo al riordino delle carte numerate.**

Esempio: MC, di 9aa, nel secondo item AD2, ha ottenuto i seguenti punteggi grezzi:

N° di figure correttamente indicate	N° di carte ordinate
14	12

Annotate i seguenti punteggi nelle apposite caselle riferite al secondo item AD2 nella scheda di registrazione del medesimo subtest.

ITEM -AD3-: Nel terzo item, avete 30 secondi per la somministrazione (Tab. 3).

Collocate il pannello AD3 nella prima posizione e fornite le due carte target (segnale rosso di stop – segnale blue di parcheggio per disabili) al soggetto, in modo tale che indicherà sul pannello tutte le figure uguali a quelle presentate sulle due cartoline. Mentre il soggetto indica le figure sul pannello, siate pronti a fornirgli il mazzo mischiato di 20 carte. Dopo aver indicato le figure, il soggetto avrà 4-5 secondi per ordinare le 20 carte numerate, tempo in cui voi sposterete il pannello nella seconda posizione. Scaduto il tempo, interrompete il soggetto ed invitatelo ad indicare le figure sul pannello nella nuova posizione. Continuate in questo modo fino alla settima posizione, annotando ogni volta sia le carte numerate ordinate sia le figure indicate. **Attenzione !!! Cronometrate il tempo (4-5 sec.) solo per il compito, relativo al riordino delle carte numerate.**

Esempio: MC, di 9aa, nel terzo item AD3, ha ottenuto i seguenti punteggi grezzi:

N° di figure correttamente indicate	N° di carte ordinate
15	12

Annotate i seguenti punteggi nelle apposite caselle riferite al terzo item AD3 nella scheda di registrazione del medesimo subtest.

ITEM -AD4-: Nel quarto item, avete 60 secondi per la somministrazione (Tab. 3).

Collocate il pannello AD3 nella prima posizione e fornite la carta target (cartello stradale arancione di limite di velocità, segnale rosso di costruzione stradale) al soggetto, in modo tale che indicherà sul pannello tutte le figure uguali a quella presentata sulla cartolina. Mentre il soggetto indica le figure sul pannello, siate pronti a fornirgli il mazzo mischiato di 20 carte. Dopo aver indicato le figure, il soggetto avrà 8-9 secondi per ordinare le 20 carte numerate, tempo in cui voi sposterete il pannello nella seconda posizione. Scaduto il tempo, interrompete il soggetto ed invitatelo ad indicare le figure sul pannello nella nuova posizione. Continuate in questo modo fino alla settima posizione, annotando ogni volta sia le carte numerate ordinate sia le figure indicate. **Attenzione !!! Cronometrate il tempo (8-9 sec.) solo per il compito relativo al riordino delle carte numerate.**

Esempio: MC, di 9aa, nel quarto item AD4, ha ottenuto i seguenti punteggi grezzi:

N° di figure correttamente indicate	N° di carte ordinate
18	14

Annotate i seguenti punteggi nelle apposite caselle riferite al quarto item AD4 nella scheda di registrazione del medesimo subtest.

Una volta completati i quattro items e aver segnato i rispettivi punteggi, procedete alla loro sommatoria. Annotate quindi i risultati negli appositi spazi della scheda di registrazione del medesimo subtest.

Esempio: MC, di 9aa ha ottenuto i seguenti <u>punteggi grezzi</u>:

ITEM	N° di figure correttamente completate	N° di carte ordinate
AD1	15	9
AD2	14	12
AD3	15	12
AD4	18	14
Totale	**62**	**47**

- **INTERPRETAZIONE:** in questa prova sono esplorate le abilità del soggetto nel mantenere in memoria due compiti simultaneamente, nel prestare attenzione a stimoli simultanei (pointing di figure e sorting di carte). In questa prova emergono le modalità organizzative e il grado di flessibilità del soggetto nel compiere operazioni che richiedono lo spostamento (shifting) da un compito ad un'altro.

Capitolo 5
Calcolo dei differenti indici diagnostici

La LEITER-R presenta numerosi indici diagnostici, che permettono di ottenere sia un accurato profilo cognitivo nelle diverse aree esaminate, sia informazioni utili e necessarie per la pianificazione di un trattamento che sia il più possibile adeguato alle esigenze ed alle condizioni del soggetto preso in esame. Prevede un quoziente intellettivo parziale (Brief) e totale (Full), un'età mentale, i punteggi composti, i punteggi diagnostici ed un profilo cognitivo complessivo (Fig. 60).

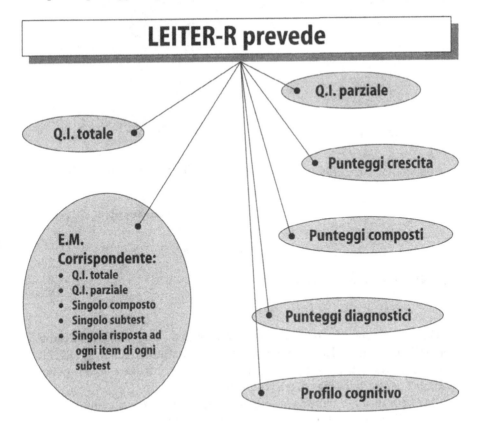

Figura 60. Indici diagnostici della LEITER-R

Calcolo del Quoziente Intellettivo (Q.I.)

È possibile ricavare due forme di quoziente intellettivo: un Q.I. parziale o sintetico e un Q.I. totale. (Fig. 61).

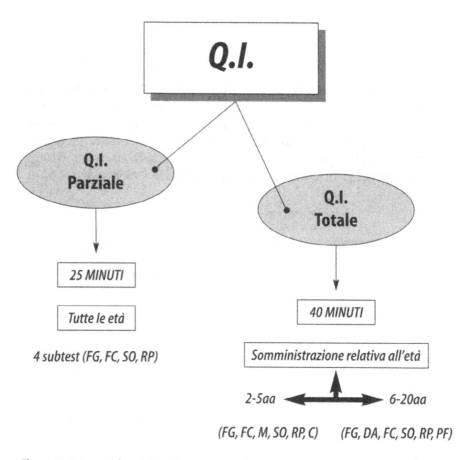

Figura 61. Q.I. parziale e Q.I. totale

Quando si è interessati ad un quadro riassuntivo ed ugualmente attendibile
del livello intellettivo del soggetto esaminato e soprattutto quando la LEITER-R
è adoperata in concomitanza con altri test, si può utilizzare il **Q.I. parziale**
("Brief") per tutto il range di età (2-20anni).

Il Q.I. parziale si ottiene dalla somministrazione (in circa 25 minuti) di soli 4
subtest della batteria VR (FG, FC, SO, RP) (vedi Tab. 4).

Tabella 4. Esempio: *DCL 9aa* – conversione punteggio grezzo – punteggio bilanciato per il calcolo del Q.I. brief

SUBTEST	Punteggio grezzo	Punteggio bilanciato
FG	16	5
FC	23	7
SO	6	1
RP	0	1
TOTALE	45	14

Dal punteggio grezzo (**raw score**), ossia la sommatoria delle risposte corrette ottenute ad un subtest, si ricava il punteggio bilanciato (**scaled score**) mediante la tabella di conversione dell'**Appendice A**.

Riportate, quindi, nella scheda di registrazione sia i punteggi grezzi sia quelli bilanciati dei 4 subtest, annotandoli negli appositi spazi delle rispettive colonne di riferimento sulla scheda di registrazione.

Calcolate la sommatoria dei punteggi bilanciati (FG,FC,SO,RP) e mediante l'**Appendice D2** convertite in Q.I. equivalente.

Esempio: *DCL* ha ottenuto un punteggio bilanciato di 14, corrispondente ad un Q.I. brief = 56.

A seconda dell'età cronologica del soggetto, è possibile ricavare, all'incirca in 40 minuti, il **Q.I. totale** ("Full") mediante la somministrazione di uno specifico gruppo di 6 subtest della batteria VR: per i bambini di età compresa tra i 2-5 anni si somministreranno i subtest FG, FC, M, SO, RP, C; per gli adolescenti e giovani adulti di età compresa tra i 6-20 anni si somministreranno i subtest FG, DA, FC, SO, RP, PF (vedi Tab.4).

Tabella 5. Es. *DCL 9aa* – conversione punteggio grezzo – punteggio bilanciato per il calcolo del Q.I. full

SUBTEST	Punteggio grezzo	Punteggio bilanciato
FG	16	5
DA	4	4
FC	23	7
SO	6	1
RP	0	1
PF	6	9
TOTALE	55	27

Anche in questo caso dal punteggio grezzo (**raw score**) si ricava il punteggio bilanciato (**scaled score**) mediante la tabella di conversione dell'**Appendice A** (vedi pag. 6).

Dopo aver riportato i dati negli appositi spazi della scheda di registrazione, calcolate la sommatoria dei punteggi bilanciati e mediante l'**Appendice D3** convertite in Q.I. equivalente.

Esempio: *DCL* ha ottenuto un punteggio bilanciato di 27, corrispondente ad un Q.I. full = 58.

Sulla prima pagina della scheda di registrazione della batteria VR, oltre alle tabelle per l'annotazione dei diversi punteggi ottenuti, potete ricavare, sia il profilo dei risultati bilanciati dei singoli subtest, sia il profilo del Q.I., in cui 100 è la media e 15 è la deviazione standard.

Dal calcolo dei punteggi sviluppo (Growth score) all'età mentale

I punteggi sviluppo sono un ulteriore indice diagnostico utile per interpretare la prestazione individuale del soggetto. Tramite i punteggi sviluppo è possibile determinare, ai fini di un adeguato programma di intervento, le debolezze e i punti di forza del soggetto nelle singole prestazioni all'interno di ogni prova, di ogni subtest.

Mediante le tavole di conversione nell'**Appendice N**, potete convertire i punteggi grezzi ottenuti per ogni subtest, ogni composto, e ogni Q.I. in un punteggio sviluppo, il cui range è di 380-560. È possibile inoltre identificare il valore "sviluppo" di ogni item esatto o errato della LEITER-R. Si possono così rintracciare quali compiti sono più facili e quali più difficili all'interno di un subtest, quindi l'adeguato livello di difficoltà delle prove e confrontarle con le prestazioni del soggetto.

Esempio: punteggio sviluppo della singola prova

DCL, 9aa, ha superato la prova **PF3b**, il cui punteggio di sviluppo è di **470** (ricavabile mediante la tabella di conversione **N3.1**), corrispondente ad un'età mentale di **5.6aa** (ottenuto mediante la tabella di conversione **N4.1**).

In questo modo è possibile individuare per ogni prova eseguita il livello di difficoltà e le competenze richieste per il suo superamento. Infatti, il superamento della prova indica l'acquisizione di competenze specifiche sottese a quella prova. Nel caso in cui, invece, il soggetto fallisse, sarà indice della mancata acquisizione di quella determinata competenza. Ciò permette di avere una verifica analitica ai fini di una valutazione complessiva e più dettagliata della prestazione del soggetto.

Esempio: punteggio sviluppo del singolo Subtest

DCL, 9aa, nel subtest **Figure Ground** (FG) ha totalizzato un punteggio grezzo di **16**.

Per ricavare il punteggio sviluppo relativo al punteggio grezzo di FG=16, utilizzate la tabella di conversione **N1.2**: **FG(16) = punteggio sviluppo (477)**. Questo dato può essere convertito in età equivalente mediante la scala di conversione nella tabella N4.1: **punteggio sviluppo (477) ⇒ e.m. = 6.4aa**

Esempio: punteggio sviluppo del Q.I.
DCL, 9aa, ha ottenuto un Q.I. brief (parziale) = **56** (equivalente alla sommatoria dei punteggi dei 4 subtest -FG, FC, SO, RP-). Questo dato può essere convertito in punteggio sviluppo mediante la tabella di conversione N1.1: **Q.I. (56) = punteggio sviluppo (467)**. Per ricavare l'età mentale corrispondente utilizzate la tabella di conversione N4.1: **punteggio sviluppo (467) ⇒ e.m. = 5.3aa.**

I Composti

Dalla performance del soggetto esaminato è possibile ricavare un'analisi più accurata e dettagliata delle competenze ed abilità emerse mediante i cosiddetti "Composti", ovvero aggregazioni di subtests, che descrivono diversi aspetti comuni, determinate abilità e specifiche competenze e predicono un indice comune di prestazione (Fig. 62).

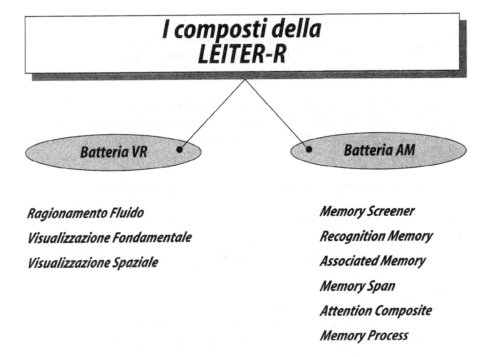

Figura 62. I punteggi composti della LEITER-R

La batteria Visualizzazione e Ragionamento (VR) comprende 3 **composti**:

- **Ragionamento Fluido** $\begin{cases} \text{2-20 anni} \\ \text{comprende 2 subtest della batteria VR:} \\ \textbf{Sequential Order (SO) + 2 Repeated Patterns (RP)} \end{cases}$

Questo composto esplora le abilità a risolvere problemi che non rientrano necessariamente nell'apprendimento scolastico: competenze relative al ragionamento deduttivo, alla seriazione e alla generazione di regole. Data la sua importanza come misura del ragionamento "fluido", il subtest Repeated Pattern è considerato 2 volte.

- **Visualizzazione Fondamentale** $\begin{cases} \text{2-5 anni} \\ \text{comprende 2 subtest della batteria VR:} \\ \textbf{Matching (M) + Picture Context (PC)} \end{cases}$

Con questo composto si esplora il livello base delle abilità di visualizzazione: discriminazione visiva e competenze relative alla conoscenza contestuale, all'attenzione ai dettagli e alle modalità organizzativo-percettive e di ricerca del target richiesto.

- **Visualizzazione Spaziale** $\begin{cases} \text{11-20 anni} \\ \text{comprende 3 subtest della batteria VR:} \\ \textbf{Design Analogies (DA) + Paper Folding (PF) +} \\ \textbf{Figure Rotation (FR)} \end{cases}$

Questo composto esplora le abilità di elaborazione visuo-spaziale, fornisce una misura delle abilità di ragionamento induttivo e inoltre indaga le competenze nel percepire e preservare l'orientamento spaziale, la forma e la posizione degli oggetti.

La batteria Attenzione e Memoria (AM) comprende **6 composti**:

- **Memory Screener** $\begin{cases} \text{2-20 anni} \\ \text{comprende 2 subtest della batteria AM:} \\ \textbf{Associated Pairs (AP) + Forward Memory (FM)} \end{cases}$

Con questo composto è possibile ottenere una preliminare valutazione degli eventuali deficit di memoria; viene indagata l'efficienza dello span di memoria sequenziale e la memoria associativa a breve termine e inoltre le due prove costituenti il composto (AP+FM) combinano 2 fattori separati della memoria: l'aspetto visuo-motorio e quello percettivo.

- **Recognition Memory** $\begin{cases} \text{4-10 anni} \\ \text{comprende 2 subtest della batteria AM:} \\ \textbf{Immediate Recognition (IR) + Delayed Recogni-} \\ \textbf{tion (DR)} \end{cases}$

Con questo composto si misura il riconoscimento immediato e differito degli stimoli dopo una breve esposizione: viene esplorata la memoria relativa al riconoscimento visivo e l'efficienza della memoria a lungo termine.

- **Associated Memory** $\begin{cases} \text{6-20 anni} \\ \text{comprende 2 subtest della batteria AM:} \\ \textbf{Associated Pairs (AP) + Delayed Pairs (DP)} \end{cases}$

Con questo composto viene predetto un indice comune di prestazione: la memoria associativa. Si esplora sia la memoria associativa a breve termine sia l'efficienza della memoria associativa a lungo termine.

- **Memory Span** $\begin{cases} \text{6-20 anni} \\ \text{comprende 3 subtest della batteria AM:} \\ \textbf{Forward Memory (FM) + Reverse Memory (RM) +} \\ \textbf{Spatial Memory (SM)} \end{cases}$

Questo è un composto atto ad indagare quanto un soggetto è in grado di immagazzinare e recuperare l'informazione mantenuta in memoria. È quindi esplorata l'efficienza dello span di memoria sequenziale, lo span della working memory e lo span di memoria spaziale.

- **Attention Composite** $\begin{cases} \text{6-20 anni} \\ \text{comprende 2 subtest della batteria AM:} \\ \textbf{Attention Sustained (AS) + Attention Divided (AD)} \end{cases}$

Con questo composto è possibile la valutazione relativa ai meccanismi dell'attenzione e quindi ulteriori informazioni rispetto ai pre-requisiti necessari per l'apprendimento, l'attenzione e la focalizzazione del compito proposto.

- **Memory Process** $\begin{cases} \text{6-20 anni} \\ \text{comprende 3 subtest della batteria AM:} \\ \textbf{Forward Memory (FM) + Spatial Memory (SM) + Visual} \\ \textbf{Coding (VC)} \end{cases}$

Questo composto è una misura predittiva nella discriminazione di soggetti normali da quelli con difficoltà di apprendimento, con ADHD e/o ADD. È il risultato della combinazione di diversi aspetti cognitivi: memory span, working memory, abilità attentive e di concentrazione: difatti esplora l'efficienza dello span di memoria sequenziale, l'attenzione agli stimoli simultanei, l'attenzione sostenuta, l'efficienza della memoria immediata e della working memory.

Calcolo dei punteggi composti

Da ogni composto di entrambe le batterie si ricava: * un Q.I. equivalente; * un punteggio sviluppo (Growth score); * un età mentale.
Per ogni singolo Composto è possibile ottenere un Q.I. equivalente:
riportate i punteggi grezzi (raw scores) ottenuti nei singoli subtest e convertiteli in punteggi bilanciati (scaled scores) tramite le tabelle di conversione (appendice A - Visualizzazione e Ragionamento; appendice B - Attenzione e Memoria) secondo l'età cronologica del soggetto esaminato. Sommate i punteggi bilanciati e riportate la somma dei punteggi bilanciati riferiti ad ogni singolo composto nelle apposite caselle sulla scheda di registrazione. Mediante le tabelle di riferimento (appendice D- Visualizzazione e Ragionamento; appendice E1 - Attenzione e Memoria) convertite il punteggio bilanciato del singolo composto in Q.I. equivalente.

Esempio: conversione punteggi bilanciati in Q.I. equivalenti del singolo composto.

DCL, 9aa, nel composto Memory Span (vedi Tab. 6) ha ottenuto un punteggio grezzo pari a 6 (= sommatoria dei punteggi grezzi dei tre subtest del composto-Forward Memory (2) + Reverse Memory (2) + Spatial Memory (2)). Mediante la tabella di conversione Appendice B, convertite i punteggi grezzi in bilanciati (scaled scores). Sommate i punteggi bilanciati di ogni singolo subtest (FM, RM, SM) e ricavate il punteggio bilanciato del composto Memory Span (6).

Tabella 6. Esempio: DCL 9aa – conversione punteggio grezzo-punteggio bilanciato per il calcolo del Q.I. del singolo composto

SUBTEST	Punteggio grezzo	Punteggio bilanciato
FM	2	1
RM	2	2
SM	2	3
TOTALE	6	6

Da questo punteggio bilanciato, mediante la tabella di conversione Appendice E1.3, si ricava il Q.I. equivalente di questo composto: Q.I. equivalente = 48.

ATTENZIONE!!! Per quanto riguarda i **punteggi sviluppo** e poi le rispettive **età mentali equivalenti,** il percorso da seguire è diverso !!!

Riportate la somma dei punteggi grezzi nelle apposite caselle della scheda di registrazione " Growth Scores" e con le tabelle di conversione (**Appendice N: Tab. N1.1** - Visualizzazione e Ragionamento; **Tab. N2.1** - Attenzione e Memoria) ottenete il punteggio sviluppo per ogni singolo composto. Per ricavare l'età mentale equivalente del singolo composto fate riferimento alle tabelle dell'**Appendice N: Tab. N4.1**- Visualizzazione e Ragionamento; **Tab. N4.2** - Attenzione e Memoria.

Esempio: punteggio sviluppo ed età mentale equivalente del composto

DCL, 9aa, nel composto **Memory Span** ha ottenuto un punteggio grezzo di **MS = 6**. Mediante la tabella di conversione N2.1 convertite il punteggio grezzo in punteggio sviluppo: MS = 6 $\Rightarrow$ **449**. Dal punteggio sviluppo ricaverete l'età mentale equivalente mediante la **tab. N4.1: 449 = 3.8aa** (3anni e 8 mesi).

I punteggi diagnostici

Per garantire una maggiore accuratezza della valutazione e per fornire un'analisi più approfondita della prestazione del soggetto esaminato, la batteria Attenzione e Memoria contiene 8 punteggi diagnostici:
- **Subtest 11 – Associated Pairs - coppie familiari;**
- **Subtest 11 - Associated Pairs - coppie random;**
- **Subtest 18 - Delayed Pairs - coppie familiari;**
- **Subtest 18 - Delayed Pairs - coppie random;**
- **Subtest 16 - Visual Coding - l'intervallo superiore;**
- **Subtest 14 - Attention Sustained - numero totale di risposte corrette;**
- **Subtest 14 - Attention Sustained - numero totale di errori;**
- **Subtest 20 - Attention Divided - numero di figure correttamente identificate.**

I punteggi diagnostici del subtest 11 - Associated Pairs

Nella scheda di registrazione del subtest 11 - Associated Pairs troverete uno spazio apposito per i punteggi diagnostici. Cerchiate e contate le risposte corrette (coppie familiari e coppie random) fornite dal soggetto (raw scores). Convertite questo punteggio grezzo in punteggio bilanciato (scaled scores) mediante l'**appendice C1**. Confrontando i punteggi bilanciati delle coppie familiari con quelli delle coppie random, potrete valutare l'abilità del soggetto nel ricordare meglio le coppie familiari piuttosto che quelle random. Quest'analisi fornisce ulteriori indizi sui disturbi di memoria a breve termine o disturbi d'apprendimento del soggetto esaminato, nel caso in cui i punteggi bilanciati delle coppie random (es. = 5) differiscano di 4 punti da quelli delle coppie familiari (es. = 9).

I punteggi diagnostici del subtest 18 - Delayed Pairs

Nella scheda di registrazione del subtest 18- Delayed Pairs troverete uno spazio apposito per i punteggi bilanciati. Cerchiate e contate le risposte corrette (coppie familiari e coppie random) fornite dal soggetto esaminato (raw scores). Convertite questo punteggio grezzo in punteggio bilanciato (scaled scores) mediante l'**appendice C1**. Confrontando i punteggi bilanciati delle coppie familiari con quelli delle coppie random, potrete valutare con maggiore accuratezza la memoria a lungo termine: infatti una prestazione inferiore con le coppie random è indice della presenza di disturbi nel magazzino di memoria a lungo termine.

I punteggi diagnostici del subtest 16 - Visual Coding

Nella scheda di registrazione del subtest 16 - Visual Coding troverete uno spazio apposito per i punteggi diagnostici. Contate e sommate tutte le risposte corrette negli items VC9, VC10, VC11, VC12, VC13. Mediante l'**Appendice C1** otterrete la conversione del suddetto punteggio grezzo in punteggio bilanciato diagnostico. Questo punteggio è la misura della working memory del soggetto. Se dal confronto (sottraete i punteggi bilanciati -**Appendice B**- del subtest e i punteggi bilanciati diagnostici -**Appendice C1**-) emerge una differenza di 4 punti e più (Esempio: punteggo bilanciato VC = 11 e punteggio bilanciato VC diagnostico = 5) allora si potrebbe ipotizzare la presenza di un deficit significativo nella working memory.

I punteggi diagnostici del subtest 14 - Attention Sustained

Nella scheda di registrazione del subtest 14 - Attention Sustained troverete lo spazio apposito per i punteggi diagnostici. Contate e sommate tutte le risposte errate e tutte le risposte corrette. Mediante l'**appendice C1** convertite entrambi i punteggi grezzi in punteggi bilanciati. Nel caso in cui il punteggio bilanciato del totale degli errori oltrepassa il punteggio bilanciato del totale delle risposte corrette di 4 punti o più, allora potreste ipotizzare deficit attentivi o disturbi d'apprendimento.

I punteggi diagnostici del subtest 20 - Attention Divided

Nella scheda di registrazione del subtest 20 - Attention Divided troverete il riquadro apposito per i punteggi diagnostici. Contate e sommate le figure identificate correttamente e convertite questo punteggio grezzo in punteggio bilanciato mediante l'**appendice C1**. Sottraete i punteggi bilanciati relativi al numero di carte ordinate (**appendice B**) ai punteggi bilanciati delle figure correttamente identificate. Nel caso in cui il punteggio bilanciato delle carte ordinate è inferiore di 4 punti o più rispetto a quello delle figure corrette, potrete ipotizzare deficit ADHD o difficoltà d'apprendimento. Al contrario un basso punteggio bilanciato delle figure corrette è indice della presenza di una severa inabilità nel dividere l'attenzione, o una scarsa abilità esecutiva funzionale.

Profilo cognitivo

Nella parte inferiore della scheda di registrazione dei punteggi crescita troverete due scale di valore, una per i composti della batteria Visualizzazione e Ragionamento ed una per la batteria Attenzione e Memoria. Collocando i punteggi di sviluppo e le rispettive età equivalenti di ogni singolo composto otterrete la visualizzazione del quadro cognitivo complessivo del soggetto da voi esaminato.

Inoltre, è possibile ottenere un quadro complessivo e dettagliato delle singole prove di ognuno dei 20 subtest, mediante le schede di registrazione, una per la batteria *Visualizzazione e Ragionamento* ed una per la batteria *Attenzione e Memoria*. Riportando sulla scheda i risultati delle singole prove di ogni subtest di ciascuna delle due batterie, potrete visualizzare, con estrema chiarezza e rapidità, le debolezze ed il livello di prestazione raggiunto dal soggetto da voi esaminato.

Capitolo 6
Le quattro scale di valutazione:
informazioni generali e calcolo dei punteggi

La valigetta della LEITER-R comprende, oltre al materiale del test, anche **4 Scale di valutazione degli aspetti socio-emotivi** (*per il familiare, l'esaminatore, gli insegnanti e il soggetto esaminato*), le quali forniscono ulteriori informazioni relative al livello d'attività, al controllo degli impulsi, all'attenzione e ad altre caratteristiche emotive (fiducia in se stesso, gli stati d'animo, l'adattamento, i sentimenti, la sensibilità) del soggetto in situazioni non strutturate (l'ambiente familiare, la classe e le attività ludiche con i coetanei).

Dal momento che le dimensioni socio-emotive rappresentano aspetti importanti all'interno della valutazione cognitiva, le quattro scale potranno essere utilizzate, non solo in concomitanza con la LEITER-R ma anche secondo le esigenze di ordine clinico, valutativo e secondo la discrezione dell'esaminatore.

Ogni scala è composta da due raggruppamenti:

- **Cognitivo/Sociale** (comprende le seguenti aree: attenzione, livello di attività, organizzazione e responsabilità o impulsività, abilità sociali);
- **Emozioni/Regolazione** (comprende le seguenti aree: sensibilità o reattività alla stimolazione, livello d'umore e stima in se stesso, sentimenti e livello di emotività e adattamento).

La scala di valutazione dell'esaminatore è inserita nelle ultime pagine delle schede di registrazione e comprende 8 aree: attenzione, organizzazione/controllo degli impulsi, livello di attività, socievolezza, energia e sentimento, regolazione/comportamento, ansia, reattività sensoriale.

Ogni area è composta da un numero specifico di item:

- Attenzione = 10 items
- Organizzazione/Controllo degli impulsi = 8 items   } COGNITIVO/SOCIALE
- Livello d'attività = 4 items
- Socievolezza = 5 item

- Energia e Sentimento = 6 items
- Regolazione dell'umore = 6 items   } EMOZIONI/REGOLAZIONE
- Ansia= 6 items
- Reattività sensoriale= 4 items

Per esempio: nell'area -attenzione- si richiede se "il soggetto è attento durante le istruzioni"; oppure, nell'area -ansia- si richiede se " il soggetto tollerante e non è irritato o annoiato durante la somministrazione".

In questa scala assegnate il punteggio cerchiando il singolo numero a lato sinistro delle domande (0 = raramente o mai; 1 = qualche volta; 2 = spesso; 3 = sempre), a seconda del comportamento da voi osservato durante la somministrazione.

La scala di valutazione del familiare (scheda celeste) è indirizzata ad un familiare, un parente prossimo o un caregiver del soggetto esaminato, i quali dovranno completarla autonomamente.

Il questionario comprende 8 aree: attenzione, livello d'attività, impulsività, abilità sociali, adattamento, umore/fiducia in se stesso, energia e sentimento, sensibilità e regolazione.

Ogni area è composta da un numero specifico di items:

- Attenzione = 9 items
- Livello d'attività = 5 items } COGNITIVO/SOCIALE
- Impulsività = 5 items
- Abilità sociali = 6 items

- Adattamento = 3 items
- Umore/ Fiducia in se stesso = 10 items } EMOZIONI/REGOLAZIONE
- Energia e sentimento = 4 items
- Sensibilità e regolazione = 9 items

Nella scheda di registrazione della scala del familiare, così come le schede dell'insegnante e del soggetto esaminato, l'assegnazione del punteggio viene così codificato: 3 = comportamento positivo; 2 = comportamento sia positivo sia problematico; 1 = comportamento problematico.

La scala di valutazione del soggetto esaminato (scheda gialla) è rivolta al soggetto da voi preso in esame (di età compresa dai 9 ai 20 anni) il quale, dopo averlo istruito, la completerà da solo. La scala comprende 4 aree: organizzazione/responsabilità, livello d'attività ed umore, sentimenti e reazioni, stima di se stesso.

Ogni area è composta da un numero specifico di aree:

- Organizzazione/Responsabilità = 9 items } COGNITIVO/SOCIALE
- Livello d'attività e Umore = 11 items

- Sentimenti e reazioni = 11 items } EMOZIONI/REGOLAZIONE
- Stima di se stesso = 4 items

Nella scheda di registrazione della scala del soggetto esaminato, l'assegnazione del punteggio viene così codificato: 3 = comportamento positivo; 2 = comportamento sia positivo sia problematico; 1 = comportamento problematico.

La scala di valutazione dell'insegnante (scheda verde) è rivolta all'insegnante, il quale dovrà completarla autonomamente. Il questionario comprende 8 aree: attenzione, organizzazione/impulsività, livello d'attività, abilità sociali, umore e regolazione, temperamento, reattività, adattamento.

Ogni area è composta da un numero specifico di items.

- Attenzione = 11 items
- Organizzazione /Impulsività = 6 items
- Livello d'attività = 7 items
- Abilità sociali= 8 items

  } COGNITIVO/SOCIALE

- Umore e Regolazione = 4 items
- Temperamento = 5 items
- Reattività = 4 items
- Adattamento = 7 items

  } EMOZIONI/REGOLAZIONE

Per ogni area è possibile ricavare un punteggio grezzo e il rispettivo punteggio bilanciato: convertite il punteggio grezzo in punteggio bilanciato mediante la **Tabella C** (scala esaminatore: **Tab. C2**; scala familiare: **Tab. C3**; scala soggetto esaminato: **Tab. C4**; scala insegnante: **Tab. C5**). Per quanto riguarda i raggruppamenti (cognitivo/sociale e emozioni/regolazione), invece, utilizzate l'**Appendice E**, per ottenere i relativi punteggi standard equivalenti (media = 100, ds = 15). Registrerete i punteggi ricavati sulla scheda di registrazione e otterrete il profilo complessivo per ogni scala di valutazione.

BUON LAVORO!!!

Printed in the United States
By Bookmasters